Astrid Scheuermann
Powerzentrum Beckenboden

PIPER

Zu diesem Buch

Können Sie sich vorstellen, dass Ihr Lächeln eine Parallele zu Ihrem Beckenboden hat? Oder dass Sie mit Ihrem Beckenboden ins Gespräch kommen können?

Jede zehnte Frau trägt bei der Geburt ihrer Kinder massive Beckenbodenschäden davon. Die fürchterlichen Folgen können Blasen- und Gebärmuttersenkungen sein, Inkontinenz und eine Beeinträchtigung des Sexuallebens. Doch noch immer wird viel zu wenig darüber aufgeklärt, dass nicht nur Mütter, sondern alle Frauen das Risiko, an Beckenbodenschwäche zu erkranken, in sich tragen. Die erfahrene Physiotherapeutin Astrid Scheuermann erklärt anschaulich die Funktionsweise unseres Powerzentrums und verrät, mit welchen leicht umsetzbaren Übungen man den Beckenboden stärken und Beschwerden vorbeugen kann.

Astrid Scheuermann ist Physiotherapeutin mit eigener Praxis in Köln. Mit ihrem effektiven Trainingsprogramm für den Beckenboden hat sie vielen Betroffenen wieder zu mehr Lebensqualität verhelfen können.

Astrid Scheuermann

POWERZENTRUM BECKENBODEN

Wertvolles Wissen und ganzheitliche Übungen, um die Körpermitte in Spannung zu bringen

Mit 29 Schwarz-Weiß-Abbildungen

PIPER

Mehr über unsere Autorinnen, Autoren und Bücher:
www.piper.de

Das vorliegende Buch soll die Leser mit Informationen versorgen, die ihnen im Hinblick auf die Gesundheit und optimales Wohlbefinden von Nutzen sein können. Es soll aber die Beratung durch medizinisches Fachpersonal und die Betreuung durch einen Arzt nur ergänzen, nicht ersetzen. Autorin und Verlag können für Konsequenzen, die angeblich aus einer in diesem Buch enthaltenen Information oder einem darin gemachten Vorschlag erwachsen, nicht haftbar gemacht werden.
Die Zeichnungen in diesem Buch sind schematisch und haben keinen Anspruch auf eine anatomisch korrekte Darstellung.
Ausschließlich zum Zweck der besseren Lesbarkeit hat die Autorin bei den Berufsbezeichnungen aus dem medizinischen Bereich auf die geschlechtsspezifische Schreibweise verzichtet und durchgängig die männliche Form verwendet. Diese Bezeichnungen sind geschlechtsneutral zu verstehen und sollen die Frauen in diesen Berufen keinesfalls diskriminieren.

MIX
Papier | Fördert gute Waldnutzung
FSC® C021394
PRODUZIERT MIT VERANTWORTUNG

Originalausgabe
ISBN 978-3-492-31688-0
1. Auflage November 2020
3. Auflage November 2025

Für einen direkten Kontakt und Fragen zum Produkt wenden Sie sich bitte an:
info@piper.de
Illustratorin: Martina Frank
Umschlaggestaltung: zero-media.net, München
Umschlagabbildung: Finepic®, München
Satz: Fotosatz Amann, Memmingen
Gesetzt aus der Adobe Garamond Pro
Gedruckt von ScandBook in Litauen
Printed in the EU

Inhalt

Inhalt

Vorwort

Astrid: »Es klingelte an der Praxistür. Da stand Ella. Ich war überrascht, denn Ella war, solange ich sie kenne, noch nie ernsthaft krank gewesen. Und das heißt etwas – wir kennen uns seit zwanzig Jahren. Doch nun konnte man ihr auf den ersten Blick ansehen, dass etwas ganz und gar nicht in Ordnung war. Als sie erzählte, was mit ihr los war, wusste ich: Ich würde ihr helfen können. Aber zaubern konnte ich nicht. Sie würde lernen müssen, damit zu leben und sich trotzdem wieder lebens- und liebenswert zu fühlen.«

Ich liebe meine Arbeit als Physiotherapeutin. Liebe es, den Dingen auf den Grund zu gehen. Mich mit Fachkollegen gemeinsam für das Wohl von Patientinnen einzusetzen. Mit Frauen – und Männern – zusammenzuarbeiten und ihnen eine neue Perspektive zu ermöglichen. Denn nicht immer ist es möglich, eine Krankheit zu heilen. Manchmal geht es darum, sie anzunehmen.

Themen rund um den Beckenboden begegnen mir täglich in meiner Arbeit. Meist bei Frauen, und zwar in allen Altersgruppen. Viele von ihnen hatten noch nie zuvor in ihrem Leben ernsthafte gesundheitliche Probleme. Für sie alle bedeuten Schwierigkeiten mit dem Beckenboden große Einschränkungen im Leben – sie leiden, sind unbeweglich, fühlen sich blockiert.

Das muss nicht sein. Mit diesem Buch habe ich eine Botschaft für alle, deren Beckenboden Aufmerksamkeit fordert: Eine Beckenbodenschwäche bedeutet nicht das Ende der Weiblichkeit. Sie können etwas tun – und Spaß dabei haben.

Sich mit dem eigenen Beckenboden zu beschäftigen – ob therapeutisch notwendig oder einfach vorbeugend – bereichert. Weg mit falschen Ideen: Beckenbodentraining ist aufregend, lehrreich und sinnlich.

Um kompetent in Sachen Beckenboden zu werden, habe ich mich viele Jahrzehnte aus- und fortgebildet. Ich habe als Krankenschwester mit den Spezialgebieten Neurologie und Schädel-Hirn-Trauma gearbeitet, bin Physiotherapeutin mit den Schwerpunkten Orthopädie, Chirurgie, Neurologie und Frauenleiden sowie Heilpraktikerin. Zusatzausbildungen in manueller Therapie, Propriozeptiv-Neuromuskulärer Faszilitation, Akupunkt-Massage nach Penzel, Traditioneller Chinesischer Medizin und dem Tanzberger-Konzept haben mir gezeigt, was unterschiedliche Therapieansätze leisten können. Deshalb bin ich der Überzeugung: Ein Buch über den Beckenboden kann kein Ratgeber sein, der Ihnen die Punkte eins bis zehn vorstellt, deren Bearbeitung Sie von heute auf morgen gesund macht. Ich möchte Ihnen stattdessen einen neuen, ganzheitlichen Blick und eine andere Perspektive ermöglichen. Das bedeutet zuerst, dass es nicht nur um die Beckenbodenmuskulatur gehen wird. Ich nehme auch Bezug auf das knöcherne Becken, die Organe und Gewebe. Alle vier arbeiten zusammen und erwecken in uns im Optimalfall das Gefühl, frei und kerngesund zu sein. Um das zu erreichen, mache ich Ihnen einen Strauß an Angeboten, aus dem Sie diejenigen Blüten suchen, die Ihnen gefallen.

Menschen nehmen das, was sie erleben, unterschiedlich wahr. Deshalb bietet Ihnen mein Buch noch mehr: Meine Überlegungen werden durch anonymisierte Geschichten betroffener Frauen ergänzt, die ich im Laufe meiner Tätigkeit kennenlernen durfte. Sie finden sie am Beginn jeden Kapitels und sie zeigen Ihnen: Sie sind nicht allein. Sie können es schaffen. Ihr Beckenboden kann das positive Zentrum Ihres Körpers werden.

1 »Hauptsache, er tut, was er soll« – Der vernachlässigte Beckenboden

»Der ist eben einfach da« – (Un-)Achtsamkeit

Wir bemerken, dass wir unseren Beckenboden zu lange als selbstverständlich betrachtet haben. Unsere Aufgabe ist es, jetzt achtsam zu werden und uns um uns zu kümmern.

Ina: »Bis ich hierhergekommen bin, habe ich keine wirkliche Beziehung zu meinem Beckenboden gehabt. Er war einfach da. Ich habe nicht über ihn nachgedacht. Irgendwie war er unterrepräsentiert in meiner Wahrnehmung. Warum sollte ich denn auch eine Beziehung zu ihm haben? Er funktioniert, oder besser gesagt, funktionierte. Ist es denn wichtig, dass man ihn wahrnimmt? Im Regelfall nicht, oder? Ohne die Erkenntnis, dass ich jetzt einen vielleicht irreparablen Schaden habe, brauchte ich doch nicht nachzudenken. Das ist wie bei allen Krankheiten: Solange du nicht betroffen bist, machst du einfach alles, woran du Spaß hast. Und gehst vielleicht auch sorglos mit deiner Gesundheit um. Ich bin doch kein Pessimist oder Hypochonder, der sich stundenlang damit beschäftigt, was alles passieren könnte.«

Man muss nicht esoterisch veranlagt sein, um zu verstehen, dass Achtsamkeit positive Auswirkungen haben kann. Dabei geht es um eine besondere Form von Aufmerksamkeit. Am wichtigsten ist dafür, zuerst einmal wahrzunehmen. Das fällt vielen Frauen gerade beim Beckenboden schwer. Es ist wie mit unseren Füßen oder dem Herzen: Die machen einfach, tagein, tagaus. Man muss eigentlich keinen Gedanken daran verschwenden. Ina hatte recht:

Solange alles an Ort und Stelle ist, denkt man nicht über den Beckenboden nach. Wie selbstverständlich man ihn doch nimmt. Dabei begleitet er uns bei jeder Tätigkeit, die wir im alltäglichen Leben verrichten. Er ist da, wenn wir liegen, wenn wir sitzen, wenn wir stehen. Beim Sporteln, beim Heben, beim Niesen, Husten, Lachen oder Weinen. Er lässt zu, dass wir auf die Toilette gehen. Und natürlich ist er dabei, wenn wir Sex haben, wenn wir uns selbst befriedigen. Ein Wahnsinnsapparat, eine Hammeraufgabe – jeden Tag, jede Stunde und Minute. Und wie danken wir es ihm? Kaum einmal, der Beckenboden ist pure Selbstverständlichkeit. Dabei wäre es so wichtig, einmal zu sagen oder wenigstens zu denken: »Gut, dass du deinen Job machst.«

Erst wenn es Probleme gibt, wird plötzlich klar: Da war ja was. Viele Frauen reagieren dann zunächst mit Wut auf sich selbst. Sie fragen sich, warum ihnen das passiert. Wieso der Körper ihnen »dazwischenfunkt« – jetzt, wo sie doch sowieso viel zu tun haben. Oder ärgern sich, dass sie sich nie um sich gekümmert haben – und es auch kein anderer tut. Das ist okay für den Anfang, aber ganz schnell wird klar: Davon ändert sich noch nichts. Für ein erfolgreiches Powerzentrum Beckenboden ist es wichtig, den eigenen Beckenboden zu begreifen. Ihn wahrzunehmen. Erst dann kann man ihn auch wertschätzen. Ich möchte, dass Ihre Aufmerksamkeit in Ihr Becken wandert, besonders ins kleine Becken. Denn dort befinden sich die Beckenbodenmuskulatur und – obenauf liegend – wichtige Organe wie die Blase, der Enddarm, die Gebärmutter. Ich möchte erreichen, dass Sie diese als Teil Ihres Körpers bewusst wahrnehmen. Und zwar mit der gleichen Wertigkeit wie Arme, Beine, Gesicht. Es ist enorm wichtig, dass das geschieht, denn es geht nicht nur darum, Übungen zu machen. Ich bin davon überzeugt: Ein Beckenboden wird auch dadurch (wieder) stark, dass er die Isolierstation im Körper verlässt. Dann wird er wieder all seine Aufgaben erfüllen können. Sie werden ein inneres Bild und hoffentlich ganz neue Gefühle zu diesem Teil Ihres Körpers entwickeln. Aber dafür ist es wichtig, dass die Körperwahrnehmung geschult wird. Das gelingt dann gut, wenn Sie anfangen, Ihre Aufmerksamkeit auf den Beckenboden, die lang vernachlässigte Körpermitte, zu richten.

»Der ist doch irgendwie da unten« – Beckenboden

Wir verstehen, dass Scham und Verdrängung der falsche Weg sind. Denn nur deshalb wissen wir so wenig über einen der wichtigsten Bereiche des weiblichen Körpers.

Lara: »Ich hab mir schon manchmal die Frage gestellt, ob alle Frauen in ihrem Intimbereich gleich aussehen. In der Umkleide oder Schwimmbaddusche fällt ja bis auf die Farbe der Schamhaare maximal noch die generelle Größe der Vulva auf. Einen intensiveren vergleichenden Blick habe ich noch nie gewagt. Männer haben es da leichter: Kurzer Seitenblick auf den Nachbar am Pissoir, und schon ist alles klar. Aber bei Frauen ist das schwierig. Selbst wenn man unterschiedliche Äußerlichkeiten entdeckt oder um verschiedene Tampongrößen weiß, eines kann man sicherlich nicht beurteilen: Wie groß, breit oder lang ist eine Vagina? Und was bedeutet das eigentlich?«

Die Beckenbodenregion ist tabuisiert. Schon von Kindesbeinen an wird mit ihr mehr oder weniger distanziert umgegangen. Eltern spielen hier die erste, entscheidende Rolle. Wir sollen uns in der Öffentlichkeit »untenrum« nicht berühren – das lernen kleine Jungen und vor allem Mädchen sehr früh. Der Beckenbodenbereich wird so frühzeitig zu einer Art Mysterium: kaum betrachtet, wenig berührt und verschlossen.

Bei Jungen gibt es trotz allem noch einen Ausgleich. Sobald sie in der Lage sind, selbstständig auf die Toilette zu gehen, haben sie einen Teil der Beckenbodenorgane täglich sprichwörtlich in der Hand. Sie halten ihren Penis, wenn sie urinieren. Sie sehen ihn vor sich, wenn sie nackt sind. Bei Mädchen muss ein Spiegel genutzt werden – und das gilt als unpassend. Fragen Sie sich ganz einfach selbst: Würden Sie auf den Gedanken kommen, den Beckenboden zu massieren, weil er verspannt ist? Ähnlich wie einen schmerzenden Rücken, Arm oder ein Bein? Vermutlich nicht.

Der Beckenboden und die unmittelbar mit ihm verbundenen Genitalien sind mit Scham behaftet. Gerade für Frauen heißt das: Alles, was zwischen den Schenkeln sitzt, ist im Generellen keine bewusste Region für sie. Außer beim Sex natürlich. Möglicherweise auch noch beim Einführen eines Tampons. Zu allen anderen Gelegenheiten soll der Beckenboden nur eines tun: funktionieren.

Wenn er das nicht (mehr) tut, wird es schwierig. Natürlich verlangt niemand, dass jegliche Beckenbodenthemen bis ins Detail in der Öffentlichkeit beredet werden müssen. Wenn es allerdings so etwas wie eine Selbsthilfegruppe gäbe, dann könnten wirklich Tipps und Tricks ausgetauscht werden. Denn das, was man überall in der Werbung sehen kann – all die Produkte für inkontinente Frauen –, hilft nur, die Folgen in den Griff zu bekommen. Mit dieser Art von Werbung wird vermittelt, dass es völlig normal ist, Urin zu verlieren, so wie es normal ist, seine Periode zu haben. Das stimmt aber nicht und widerspricht dem hohen Leidensdruck vieler Frauen. Sie werden so ermuntert, ihr

Problem zu verdrängen und nicht aktiv an einer Problemlösung zu arbeiten.

Viel wichtiger wäre eine offene Kommunikation zu hilfreichen Übungen, um das Problem in den Griff bekommen zu können. Mit entsprechender fachlich unterstützter Anleitung können viele Beckenbodenbeschwerden nachhaltig behandelt und gelindert werden.

Aber da spielt auch Scham eine nicht zu unterschätzende Rolle. Eventuell ist es auch für Sie ein Problem, das Sie als sehr intim empfinden. Es betrifft Ihr Selbstbild, Ihr Frausein, Ihre Weiblichkeit. Es ist nicht nur eine funktionelle Einschränkung, sondern erfasst Sie womöglich ganz. Und dieses Ganze möchten Sie nur offenbaren, wenn Sie Hilfe vermuten, nicht aber, um zum bemitleidenswerten Gesprächsthema in Frauenrunden zu werden. So kommt es, dass Sie vielleicht andere, naheliegende Gründe vorbringen, wenn Sie sich hinlegen müssen, nicht schwer heben wollen oder schon zum dritten Mal in einer Stunde die Toilette aufsuchen.

Auf der einen Seite ist das natürlich vollkommen legitim. Aber es beraubt Sie auch der Möglichkeit, unerwartet Hilfe und Unterstützung zu erfahren. Das ist schade. Und für mich ein wesentlicher Grund, Ihnen mit diesem Buch das Powerzentrum Beckenboden nahezubringen und selbst für mehr Aufklärung zu sorgen.

»Ein totales Tabuthema« – Frauenkrankheiten

Wir schauen in die Geschichte des Umgangs mit Frauenleiden und denken über Tabuisierung heutzutage nach.

Jessica: »Ich bin total verstört, ich weiß nicht, was in meinem Kopf und Herzen abgeht. Ich fühle mich total allein und isoliert. Ich habe noch nie davon gehört. Ich bin geschockt. All meine Weiblichkeit ist erschüttert. Mit wem soll ich darüber sprechen können? Totales Tabuthema! Unappetitlicher geht es kaum. Meine Blase hat sich durch meine Vagina nach außen gestülpt. Meine Gebärmutter ist abgesackt. Gerade fühle ich mich wie ein Wrack.«

Die Frau – das große Mysterium. Gefährlich und faszinierend zugleich. Diese Zuschreibungen wirken seit Jahrtausenden. Und sie haben großen Einfluss auf den Umgang mit Frauengesundheit, bis heute. Noch immer wird tabuisiert. Bestimmte Krankheitsbilder gelten als peinlich, als zu intim, um sie einem Arzt anzuvertrauen. Viele Frauenleiden werden nicht öffentlich gemacht, sie werden kaum angesprochen. Die betroffenen Frauen selbst möchten das häufig nicht. Das Thema gilt als unappetitlich. Kein Small Talk.

Fragt man Frauen nach ihrer Zurückhaltung, wird klar: »Darüber spricht man nicht.« Das sind tief verwurzelte Überzeugungen. Alles, was mit spezifisch weiblichen Gesundheitsthemen zu tun hat, ist menschheitsgeschichtlich erst seit kurzer Zeit überhaupt sagbar. Junge Frauen heute sind die erste Generation, die unbefangen über Menstruation, sexuelle (Un-)Lust oder intime Körperstellen sprechen.

Die längste Zeit in der Geschichte aber galten Frauen in vielen Phasen ihres Lebens als unrein, die Begleitung und Behandlung von Frauen geschah ohne vertiefte Kenntnisse der weiblichen Anatomie. Häufig wortwörtlich unter einem Deckmantel, der kein Stück der Frau erkennen ließ. Die erste Dokumentation über Beckenbodenerkrankungen geht auf die Antike zurück. Bereits Hippokrates beschäftigte sich mit dem Phänomen der Senkung der Organe. Allgemein aber galt im klassischen Griechenland: Zu heftige Bewegungen des Uterus führen zur Hysterie, einem spezifischen Frauenphänomen. Man probierte verrückte Sachen mit den Frauen aus: Stellte sie auf den Kopf, damit die Organe wieder an die richtige Stelle rückten, schüttelte sie dabei. Den Frauen wurden unangenehm riechende Dinge vor die Vagina gehalten, weil man annahm, dass sich wegen des üblen Geruchs das herausgefallene Organ wieder zurückziehen würde. Das 19. Jahrhundert brachte mangels anderer Ideen eine besonders krude Erklärung hervor, die auch Beckenbodenbeschwerden umfasste: weibliche Hysterie. Da äußere und innere Genitalien mit dem Gehirn verbunden seien, seien Nerven- und Gemütsstörungen auf diese Körperteile und Organe zurückzuführen – und andersherum. Der Name für die Gebärmutterentfernung lautet bis heute: Hysterektomie. Gemeint ist das Entfernen des Uterus, immer noch ist da ein Bewusstsein für das veraltete, früher viel wichtigere Ziel der Behandlung: das Loswerden einer durch Ichbezogenheit, Geltungssucht, Kritiksucht und Emotionalität gekennzeichneten angeblichen Frauenkrankheit. Beckenbodenprobleme waren also jahrhundertelang wahlweise Spinnerei oder gehörten mit teilweise drastischen Maßnahmen behandelt.

Erst in den 1940er-Jahren befasste sich Dr. Arnold Kegel, ein amerikanischer Gynäkologe, eingehender mit der Beckenbodenmuskulatur. Auch er bezeichnete das Beschwerdebild noch nebulös als »Frauenleiden« und »unklare Beschwerden in Zusammenhang mit dem weiblichen Genitale«. Er beobachtete allerdings, dass eine Beckenbodenschwäche häufig nach Geburten auftrat, und erkannte, dass auch diese Muskelgruppe trainiert werden konnte. Als diagnostisches Instrument entwickelte Kegel das Perineometer – ein Messgerät, das den Druck in der Vagina aufzeichnete und so erste Erkenntnisse über das Ausmaß von Reaktionsproblemen gab. Seine Überlegungen sind bis heute wegweisend für die Behandlung von Beckenbodenproblemen.

Es hat sich aber in Sachen Diagnostik, Behandlung und Prävention noch viel mehr getan. Urogynäkologie, Psychosomatische Gynäkologie und Gynäkologische Chirurgie sind anerkannte Fachbereiche mit beeindruckenden Hilfsangeboten. Trotzdem bleibt für viele Frauen das Gefühl, an einem unaussprechlichen Problem zu leiden. Sie reagieren darauf mit Rückzug, mit Vermeidung und Verdrängung.

»Du bist nicht allein« – Betroffene

Wir erkennen, dass es viel mehr Betroffene gibt als gedacht. Sie haben ganz unterschiedliche Beschwerdebilder, denen eines gemeinsam ist: Sie lassen sich gut behandeln.

Maria: »Ich hatte solche Schmerzen im Beckenboden. Niemand schien das zu kennen, mein Mann meinte, ich bilde mir das ein. Ich fühlte mich alleingelassen und frustriert. Selbst Ärzte hatten nur Vermutungen: schwaches Bindegewebe oder so. Erst als ich in einem Beckenboden-Forum andere Frauen kennenlernte, die unterschiedlichste Beckenbodenbeschwerden hatten, fasste ich den Mut, der Sache auf den Grund zu gehen und sie in die Hand zu nehmen.«

Treffpunkt Spielplatz: In lockeren Gruppen stehen junge Mütter beieinander und beobachten ihre Kleinen beim Buddeln, Schaukeln oder Rutschen. Neben Entwicklungsfragen und Alltagsentscheidungen wird manchmal etwas anderes verschämt angesprochen: der Beckenboden. Auch wenn es keine so nennt. Etwas verklemmt geht es um nasse Unterhosen beim Trampolinspringen oder Joggen, um Tröpfchenbildung beim Lachen oder unangenehme Begleiterscheinungen des Niesens.

Etwa die Hälfte aller Frauen, die ein Kind bekommen haben, leiden unter Beckenbodenproblemen. Die einen mehr, die anderen weniger. Geschätzte 10 Prozent dieser Frauen empfinden das selbst als eine Beeinträchtigung mit Krankheitswert. Im Jahr 2019 kamen in Deutschland 778 100 Kinder zur Welt. Demnach haben fast 400 000 Frauen mit belastenden Beschwerden zu kämpfen. Circa 40 000 von ihnen sehen sich massiv eingeschränkt.

Unter den Betroffenen sind viele Ältere, aber nicht nur. Es sind auch junge Frauen darunter, die nie geboren haben, sowie Männer in allen Altersgruppen. Ihre Beckenbodenbeschwerden sind nicht geburtsbedingt. Sie sind angeboren, durch Bindegewebsschwäche verursacht, eine Erscheinung des Alters, durch Bauchoperationen und vieles mehr verursacht. Kaum vorstellbar, wie viele Menschen es sein müssen. Die Werbung für Inkontinenzprodukte aller Art mit attraktiven Damen im reiferen Alter mag suggerieren, der Beckenboden sei salonfähig geworden. Das ist er aber leider nicht. Die Verkaufszahlen der Produkte sprechen davon, wie viele Betroffene es tatsächlich geben könnte: mehr als 10 Millionen in Deutschland. Nicht erfasst sind diejenigen, die weder solche Produkte erwerben noch einen Arzt aufsuchen – aber trotzdem leiden. Viele Menschen, vor allem Frauen, sitzen im stillen Kämmerlein und wissen nicht, wie sie damit umgehen sollen. So entsteht das Gefühl, allein zu sein. Doch das stimmt nicht.

Für manche von Ihnen mag der Gedanke, dass es viele Leidensgenossinnen gibt, gar nicht hilfreich sein. Es tröstet Sie vielleicht kein bisschen, weil Sie es ungerecht finden. Gerade, wenn Sie bisher gesund waren und gesund gelebt haben, drängt die Frage »Warum ich?« noch stärker in den Vordergrund. Sie haben vielleicht Sport getrieben, dabei nicht übertrieben, sind nicht übergewichtig. Sie können die Probleme nicht begreifen und nicht annehmen. Aber die Wahrheit ist: Es gibt zwar bestimmte Risikofaktoren, aber Beckenbodenbeschwerden sind ein Massenphänomen. Andere Menschen zu kennen, die ähnliche Schwierigkeiten haben, kann stärken.

2 »Mehr als untenrum« – Kleine Anatomie des Beckenbodens

Johanna: »Meine Therapeutin hat mir ein inneres Bild von meinem Beckenboden gegeben: wie ein dreilagiges Sprungtuch, das an mehreren Stellen gehalten ist und die Organe auffängt.«

»Untenrum« sagen viele, wenn sie den Beckenboden meinen. Das sagt alles: Untenrum bedeutet, dass keine differenzierte Betrachtung erfolgt. Nicht optisch – Stichwort: Spiegel nehmen, nachschauen. Eigentlich auch nicht fühlend. Aber was wir fühlen, wenn wir Intimhygiene betreiben, sind nur die äußeren Strukturen, also Vulva und Analbereich. Das ist nicht der Beckenboden. Wenn wir einen Tampon einführen, berühren wir unsere Scheide, aber das ist auch nicht der Beckenboden. Wir begegnen der Arbeit des Beckenbodens bewusst, wenn wir auf die Toilette gehen. Wenn wir Wasser lassen, und wenn wir Stuhlgang haben. Die Schnürfunktionen des Schließmuskels für die Harnröhre und den Enddarm sind wesentliche Arbeitsanteile des Beckenbodens. Die häufigste Antwort in der Therapie auf die Frage, wie der Beckenboden aktiv im Alltag trainiert werden kann, lautet: »Wenn ich auf die Toilette gehe, unterbreche ich meinen Wasserstrahl. Das gelingt mir sehr gut.« Dann weiß ich: Hier ist noch viel zu tun. Denn aus »untenrum« muss etwas plastisch Vorstellbares werden, damit wir gefährliche Mythen als solche erkennen, unser Verhalten ändern und aktiv üben können.

Was macht das Wort »Boden« mit uns? Wir verbinden damit

etwas, das unten liegt, auf dem wir gehen, das uns ein Fundament bietet, um darauf aufzubauen. Meistens stellen wir uns einen Boden flach vor: Das aber ist der Beckenboden gerade nicht. Wenn wir uns eine Vorstellung vom Beckenboden machen möchten, dann müssen wir ihn uns dreidimensional vorstellen.

Sprechen wir vom Beckenboden, dann geht es eigentlich um die Beckenbodenmuskulatur. Sie gehört zum Funktionssystem der Bauchkapsel. Innerhalb dieses Funktionssystems bildet sie den unteren muskulären Abschluss. Zur Bauchkapsel zählen außerdem noch die Bauch- und Rückenmuskulatur und das Zwerchfell des Brustkorbs. Darin liegen viele Bauchorgane. Die Beckenausgangsebene hat übrigens selbst keine Knochen. Es gibt zwar Knochen des Beckenrings, nämlich nach vorne die Symphyse als Verbindung der Schambeine, nach hinten Kreuz- und Steißbein und seitlich Darmbein und Hüftgelenke, aber nach unten hin existieren keine knöchernen Strukturen. Das ist ganz logisch: mit Knochen keine Flexibilität und ohne Flexibilität

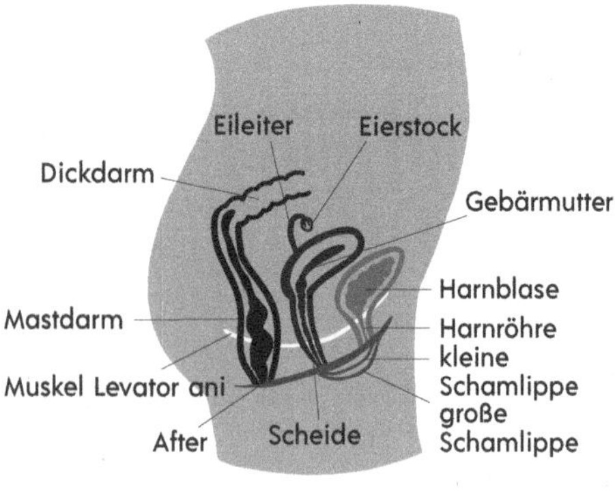

Die Organe des kleinen Beckens

keine Geburt. Das weibliche Becken ist so schmal, dass es weit werden können muss, wenn ein Babykopf hindurchpassen soll. Damit das Weiterleben der Menschheit gesichert ist, ist in der Evolution ein feines Zusammenspiel aus anderen Halte-

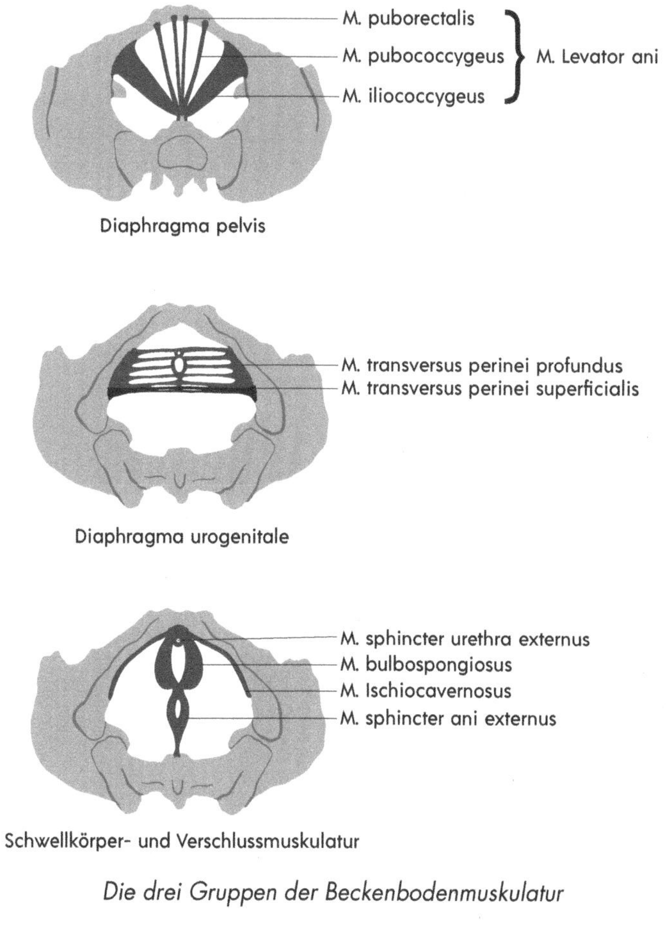

Die drei Gruppen der Beckenbodenmuskulatur

strukturen im Beckenboden entstanden: Bindegewebe, verschiedene Muskelgruppen im Beckenboden, etliche Bänder und strangartige Verdickungen (Ligamente) und die bindegewebige Hülle des Beckens arbeiten zusammen. Diese Strukturen sorgen für einen elastischen, aber weitestgehend stabilen Abschluss der unten gelegenen Beckenausgangsebene. An einigen Stellen gibt es Unterbrechungen in diesem geschlossenen System. Bei Frauen sind dies: die Durchtrittspforten von Harnröhre, Vagina und After.

Um sich nun vorzustellen, wie die Muskulatur gelegen ist, kann man der Einfachheit halber sagen: Es gibt drei Ebenen der Beckenbodenmuskulatur. Die am weitesten oben gelegene Ebene zieht von vorne nach hinten, und zwar in Längsrichtung, und bildet sich dabei trichterförmig aus. Sie reicht von der Symphyse bis zur Steißbeinspitze. Die zweite Ebene liegt darunter und überzieht den Beckenausgang quer. Das tut sie allerdings nur im vorderen Abschnitt zwischen der Symphyse bis zum Damm, also etwa bis zur Körpermitte. Die unterste Ebene ist ring- und spangenförmig ausgebildet. Dies ist extrem vereinfacht, trifft aber den Punkt und hilft bei der Vorstellung überlappender Muskeln, die eine An- und Entspannung in jede Richtung ermöglichen. Das gelingt auch, weil jede Ebene wiederum mehrere Muskelanteile mit einer spezifischen Funktion hat, die hier nicht näher erklärt wird. Das innere Bild der drei miteinander wirkenden Ebenen reicht, um sich eine Art dicht gewebtes Sprungtuch vorzustellen, das bei Gesunden alles an Ort und Stelle hält. Eine besondere Rolle spielt dabei das Dammzentrum, in dem fast alle Muskeln des Beckenbodens zusammenlaufen.

Die Beckenbodenmuskulatur besteht aus quer gestreifter Muskulatur. Das ist deshalb wichtig, weil es im Körper des Menschen grundsätzlich zwei Arten von Muskeln gibt: die glatte und die quer gestreifte Muskulatur. Erstere ist Teil der Eingeweide und der inneren Organe. Wir können sie willentlich nicht beeinflussen. Letztere ist die Skelettmuskulatur. Sie kann durch unseren Willen kontrolliert werden, was nicht heißt, dass sie nicht auch ohne unser Bewusstsein funktioniert. Die einzelnen Fasern der Beckenbodenmuskulatur sind vor allem auf eine haltende Funktion ausgelegt, ohne dabei viel Energie zu verbrauchen. Die Muskulatur reagiert aber extrem anpassungsfähig auf alles, was wir unternehmen. Atmen, Husten, Niesen, Lachen, Gehen, Laufen, Springen, Hüpfen, Tanzen – die Beckenbodenmuskulatur macht überall mit und reagiert mit dem genau richtigen Maß an Spannung. Sie hat dabei eine ganze Menge Funktionen: Sie stabilisiert und fixiert die Organe des kleinen Beckens. Sie garantiert, dass sich die Ausführungsgänge von Harnröhre und Enddarm willentlich verschließen und öffnen. Deshalb sind wir in der Lage, über sie Stuhlgang, Winde und Urin zu kontrollieren, sowohl bei dauerndem Druck und allen alltäglichen Bewegungsabläufen als auch bei plötzlichen Druckereignissen wie Husten, Stolpern, Lachen oder Niesen. Eine besondere Herausforderung für die Beckenbodenmuskulatur ist die Geburt. Dabei geht es um eine maximale Weitstellung der Muskulatur währenddessen und die anschließende Rückkehr in den normalen Spannungszustand. Nicht zuletzt sorgt die Beckenbodenmuskulatur dafür, dass sich Sex besonders gut anfühlen kann, denn durch Anspannung und Entspannung werden die stimulierenden Reize noch gesteigert, während gleichzeitig sichergestellt ist, dass währenddessen weder Urin noch Stuhlgang abgehen.

Das war der Schnelldurchlauf. Wenn Ihnen diese grobe Vorstellung für eine innere Beckenbodenkarte reicht, dann geht es auf zu den hartnäckigen falschen Mythen rund um den Beckenboden. Wenn Sie aber gern tiefer in die Anatomie der Beckenbodenmuskulatur einsteigen wollen, dann empfehle ich Ihnen den Intensivkurs (Kapitel 12).

3 »Ein ständiges Beckenbodentraining« – Ammenmärchen

Wir erfahren, dass sich um den Beckenboden einige Mythen und Ammenmärchen ranken, die sogar gefährlich sein können.

Empfehlungen für den Beckenboden gibt es viele. Das ist heute so – das war früher genauso. Einiges hat sich als nicht haltbar herausgestellt, manches ist sogar schädlich. Deshalb soll dieses Kapitel mit den falschen Informationen zum Beckenboden aufräumen.

Falsch: Man muss den Urinstrahl beim Toilettengang mehrfach anhalten, das ist natürliches Beckenbodentraining.

Richtig: Die Blasenentleerung sollte immer vollständig und ohne Unterbrechungen stattfinden. Früher sagte man Frauen häufig, sie sollten durch Anhalten des Urinstrahls die Beckenbodenmuskulatur im Alltag trainieren. Es hat sich jedoch durch Studien herausgestellt, dass dieses Verhalten sogar krank machen kann. Dann nämlich, wenn dieses zum einmaligen Test durchaus geeignete Verfahren zum mehrfachen Training am Tag herangezogen wird. Schließlich arbeiten Harnblase, Harnröhre, innere und äußere Verschlussmuskulatur, Blase und Gehirn beim Toilettengang zusammen. Über Rezeptoren wird der Füllstand der Blase ständig gemessen und der »Stand der Dinge« an das vegetative Nervensystem (unwillentliche Steuerung) weitergemeldet. Ist die Blase zu einem bestimmen Grad gefüllt, entsteht das Gefühl, auf die Toilette zu müssen. In Zusammenarbeit von willkürlich und unwillkürlich ablaufenden Prozessen ist die Kontinenz gesichert, bis wir aktiv entscheiden, Urin abzugeben. Erst während der Blasenentleerung, der sogenannten Miktion, wird willentlich der Verschluss geöffnet, die Beckenbodenmuskulatur entspannt und die Blase zieht sich zusammen und treibt den Urin sozusagen aus. Dem Ammenmärchen vom täglichen Training mittels Urinstrahlunterbrechung begegne ich nach wie vor in meiner Praxis und auch im Alltag im Bekanntenkreis. Durch das mehrfach willentliche Unterbrechen des Harnstrahls mittels unseres Harnröhrenverschließmuskels wird das sensible Wasserlassprogramm empfindlich gestört. Es kann zu einer nervösen Blase, einer Dranginkontinenz und in der Folge zu Restharnbildungen kommen. Die Harnblase wird dann auch im entspannten Zustand nicht mehr vollständig geleert. Außerdem führt der Restharn unter Umständen zu Infekten. Die Unterbrechung verringert darüber hinaus den maximalen Harnfluss, was Blasenfunktionsstörungen auslösen kann.

Falsch: Erst nach einer Geburt und im Alter entstehen Beckenbodenprobleme

Richtig: An einem Beckenbodenproblem können Frauen wie Männer in jedem Alter erkranken. Es können Frauen, die geboren haben, darunter leiden, aber auch solche, die keine Kinder zur Welt gebracht haben. Zu den Ursachen zählen körperliche Gegebenheiten wie Übergewicht, schweres und falsches Heben, chronische Erkrankungen wie chronischer Husten und ständige Niesattacken. In vielen Fällen spielen falsch erlernte Verhaltensmuster eine große Rolle. Vielerlei Beschwerdebilder werden nicht einem Beckenbodenproblem zugeordnet. So können aber Entleerungsprobleme des Darms genauso wie das Nachtröpfeln von Urin einen Hinweis darauf geben, dass das Verschlusssystem in der Beckenausgangsebene gestört ist.

Falsch: Trainierte Frauen haben schwerere Geburten.

Richtig: Erstens betrifft nicht jede sportliche Betätigung den Beckenboden gleichermaßen, es müsste also mindestens unterschieden werden zwischen verschiedenen Sportarten. Zweitens lässt sich in Studien nicht nachweisen, dass ein straffer, also beübter Beckenboden zu schwierigeren Geburten, mehr Dammrissen oder -schnitten oder Geburtskomplikationen führt. Ganz im Gegenteil: Schon in der Schwangerschaft beugt eine kräftige Körpermitte vor, vermindert Rücken- und Hüftschmerzen und unterstützt die Frauen in der Alltagsbewältigung. Natürlich sind die Übungen für die schwangere Frau entsprechend angepasst. Und auch die Vorteile in der Rückbildung liegen auf der Hand.

Falsch: Vor einer Autofahrt geht man besser noch mal auf die Toilette – ob man muss oder nicht.

Richtig: Ein normaler Harndrang bei einer entsprechend gut gefüllten Blase soll nicht unterdrückt werden. Aber Toilettenbesuche ohne Signal, dass der Füllungszustand der Harnblase erreicht ist, bewirkt letztlich das Gleiche wie eine Harnstrahlunterbrechung, nämlich ein Durcheinanderbringen des Meldesystems. In einem komplexen Prozess werden dem Gehirn ständig Meldungen über den Füllungszustand der Blase präsentiert. Selbst wenn der Harndrang grundsätzlich schon bewusst gespürt wird, ist noch mehr oder weniger Zeit, eine Toilette aufzusuchen. Vor Aktivitäten, die keinen raschen Gang zur Toilette erlauben, »zur Sicherheit« noch einmal zu gehen ist daher auf Dauer kontraproduktiv. Also bitte keine präventiven Toilettengänge. Gehen Sie erst auf die Toilette, wenn Sie müssen. Dies gilt im Übrigen auch für Ihre Kinder. Ein Kind, das die vollständige Kontrolle über sein Blasensystem hat, sollte ebenfalls nicht vorsorglich auf die Toilette geschickt werden. Gegen die Frage, ob es noch einmal Wasserlassen muss, ist nichts einzuwenden, aber es sollte nicht zum Toilettenbesuch gezwungen werde.

Falsch: Nach ein paar Schwangerschaften ist der Beckenboden eben ausgeleiert.

Richtig: Schwangerschaften und Geburten beanspruchen den Beckenboden. Er wird in dieser Zeit besonders gefordert, strapaziert und möglicherweise nicht nur gedehnt, sondern überdehnt. Alle diese Veränderungen sind aber zeitlich begrenzt und auch von der Natur so eingerichtet. Und sie lassen sich durch eine Stärkung des Beckenbodens schon prophylaktisch abmildern beziehungsweise nachträglich zumeist so beüben, dass sie keinen Krankheitswert erlangen. Das, was von vielen Frauen als Ausleiern wahrgenommen wird, sind physiologisch kluge Entwicklungen. Bänder müssen nachgeben, um den stark wachsenden Uterus sicher zu halten, Bauchmuskeln müssen auseinanderweichen, um dem Baby Platz zu machen, die Beckenbodenmuskulatur muss bei aller Stärke flexibel sein, um das kindliche Köpfchen durchzulassen. All diese Strukturen sind hochelastisch und damit in der Lage, sowohl Dehnung als auch das Zusammenziehen zu gewährleisten. Die Evolution hat entsprechende Anpassungsmechanismen möglich gemacht. Allein der Begriff »ausgeleiert« entspricht nicht der Regenerationsfähigkeit unseres Körpers und vermittelt daher ein völlig falsches Bild der weiblichen Anatomie.

Falsch: Nach einem Kaiserschnitt braucht man kein Beckenbodentraining.

Richtig: Die besondere Beanspruchung des Beckenbodens bei einer natürlichen Geburt, ausgelöst durch den Durchtritt des Kindes, gibt es bei einem Kaiserschnitt nicht. Doch zwei Gründe sprechen dafür, sich gerade nach einem Kaiserschnitt intensiv um den Beckenboden zu kümmern. Erstens haben alle Belastungen des Beckenbodens durch den gesamten Schwangerschaftsverlauf hindurch stattgefunden. Das heißt die physiologischen Anpassungsmechanismen von Bändern, Muskeln und Organen in der Körpermitte haben ebenso stattgefunden wie bei einer Spontangeburt. Zweitens sorgt die Dehnung oder Durchtrennung der Bauchmuskulatur beim Kaiserschnitt für eine Destabilisierung innerhalb des Bauchkapselsystems. Hier wird die Verbindung zum kleinen Becken instabiler und sollte wieder gekräftigt werden.

Falsch: Der Beckenboden ist ein Frauenproblem.

Richtig: Beckenbodenbeschwerden treten bei Frauen häufiger auf als bei Männern. Das bedeutet aber nicht, dass der männliche Beckenboden nicht ebenso von einem besonderen Training profitieren würde oder möglicherweise gar nicht existiere. Es gibt eigene Krankheitsbilder des Beckenbodens bei Männern, beispielsweise nach Prostataoperationen, die ein Beckenbodenproblem in Form von Inkontinenz darstellen können. Diese unterliegen noch mehr als weibliche Beckenbodenprobleme einem Tabu und können mit speziell geschulten Therapeuten meist zufriedenstellend behandelt werden.

Falsch: Bei einer Inkontinenz kann man nichts machen und bleibt ein Leben lang auf entsprechende Hygieneprodukte angewiesen.

Richtig: Eine Beckenbodentherapie kann helfen. Die Heilungschance liegt je nach Ursache für die Inkontinenz bei bis zu 80 Prozent. Daher lohnt es sich, alles zu unternehmen, um den Zustand der Kontinenz zu erreichen. Die Hoffnung stirbt zuletzt – und: Es gibt nichts zu verlieren, aber alles zu gewinnen.

4 »Nur Mut« – Tastreisen

Wir erspüren unseren Körper, um die Verhältnisse im Beckenboden zu verstehen.

Pauline: »Die Therapeutin schlug mir eine vaginale Ertastung vor. Zuerst dachte ich, die spinnt komplett. Was sollte ich da fühlen? Was sollte ich da tasten? Und vor allem: Was sollte das bringen? Meine Vagina hatte ich bis dahin niemals untersucht. Mir war nicht ganz wohl bei dem Gedanken. Ich war einerseits neugierig, andererseits wollte ich damit nichts zu tun haben. Stattdessen fiel mir diese alte Komödie ›Grüne Tomaten‹ ein, da ging es auch um die Entdeckung der Weiblichkeit mithilfe eines Handspiegels. Aber kurz und gut: Ich wollte nichts unversucht lassen und kann mittlerweile gut verstehen, was sie meinte. Mir ist jetzt viel klarer, was meine Muskeln im Beckenboden eigentlich tun, wenn ich anspanne oder entspanne.«

Selbstverständlich berühren wir uns alle täglich, zum Beispiel beim Duschen, beim An- und Ausziehen, auf der Toilette. Dieses intuitive Bewusstsein für unseren Körper hat mit einer genaueren Kenntnis der Anatomie, die im vorherigen Kapitel und im Vertiefungsangebot am Ende des Buches geliefert wird, jedoch nichts zu tun.

Für einen sinnlicheren Zugang sind die folgenden Tastreisen gedacht. Sie sind aber nicht sexuell assoziiert. Ziel des Angebots ist es, anschließend alle Strukturen Ihres Beckens benennen zu können und Wissenswertes zu erfahren. Den Intimbereich im

Sinne der Anatomie zu erfahren kann eine neue Erfahrungsebene sein.

Mittels unserer Reizempfänger, der Propriorezeptoren, die überall im Körper zu finden sind, wissen wir genau, auch bei geschlossenen Augen, wo sich gerade jeder Teil des eigenen Körpers befindet und in welchem Spannungszustand er ist. Durch andere Rezeptorzellen, zum Beispiel Chemo- oder Thermorezeptoren, lässt sich genau beurteilen, ob der Körper normale Temperatur hat, ob Füße oder Hände kalt sind und vieles mehr. Das geschieht, ganz ohne dass wir uns durch Berührung darüber vergewissern müssen. Die Rezeptoren leiten entsprechend wahrgenommene Reize permanent an das Zentralnervensystem weiter, wo sie entsprechend verarbeitet werden. Die Tastreise setzt Reize, die vielleicht erstmals bewusst weitergemeldet werden, zum Beispiel: »Aha, dort also ist mein Damm. So fühlt er sich an.«

Es ist von enormer Bedeutung, dass Sie im Kopf eine Vorstellung aller anatomischen Strukturen Ihres Beckens erhalten. Denn ebenso wie es möglich ist, mit geschlossenen Augen die eigene Hand oder das Gesicht zu beschreiben, sollten der Intimbereich und das kleine Becken mit den darin befindlichen Organen ein genaues inneres Bild in 3-D haben. Das Wissen um die sogenannte Körpertopografie, also die Lage der beschriebenen Strukturen, macht es möglich, diese wahrzunehmen und anzusprechen. Die Tastreisen im äußeren und inneren Intimbereich sollten, da es sich um einen Lernprozess handelt, so oft wie möglich wiederholt werden. Nur so manifestiert sich Wissen und wird dauerhaft abrufbar – ganz so, als ob Sie eine Sprache erlernen.

Dafür braucht es Zeit, die Sie sich geben dürfen und sollten. Je häufiger Sie sich mit anatomischen Abbildungen beschäftigen, je häufiger Sie die Tastreisen durchführen, desto größer und genauer wird Ihre Wahrnehmung. Da sich die Lage der einzelnen Strukturen in unterschiedlichen Körperhaltungen verändert, lohnt es sich, die Tastreisen in verschiedenen Stellungen zu wiederholen. In Rückenlage, in der Steinschnittlage wie bei einer gynäkologischen Untersuchung, in Seitlage, im Stehen oder im Unterarm-Liegestütz. Haben Sie Geduld und Spaß an der Wertschöpfung Ihres neu erlangten Wissens.

Ganz wichtig: Beginnen Sie Ihre Erforschung vor dem Beckenbodentraining, denn nach und nach werden Sie feststellen, dass sich die Beckenbodenmuskulatur spürbar auftrainieren lässt!

Äußere Tastreise

Suchen Sie sich einen ungestörten, angenehm warmen Platz, waschen Sie sich die Hände.

Beginnen Sie Ihre Tastreise vorn am Bauch. Dort liegt der Bauchnabel (Umbilicus).

Vom Bauchnabel gleiten die Finger dann weiter nach unten. Die Linie, die den Bauchnabel mit dem Venushügel verbindet, heißt Linea alba. Sie ist eine schmale Bindegewebsnaht, gebildet aus den Sehnen der Bauchmuskeln. Sie ist hell, deshalb trägt sie auch den lateinischen Namen Linea alba, weiße Linie. Während der Schwangerschaft und entsprechendem Hormoneinfluss kann es durch Einlagerung von Melanin zu einer Veränderung der Farbe dieser Linie kommen. Je nachdem, wie viel Melanin eingelagert wird, kann die Färbung bis ins sehr Dunkle reichen, weshalb dann von einer schwarzen Linie, der Linea negra, gesprochen wird.

Wandern die Finger bis zum Ende der Linea alba, lokalisiert der Beginn der Schambehaarung – ob rasiert oder nicht – den Venushügel (Mons pubis). Der Venushügel hat seinen Namen von der griechischen Göttin der Liebe, der Venus. Diese Region ist als leichte Erhebung über dem Schambein spürbar. Der Venushügel besteht aus einer Ansammlung von Fettgewebe und schützt so die darunterliegenden Strukturen. Er mindert Stöße und Verletzungen, die ohne die Fetteinlagerungen direkt auf den Knochen weitergeleitet werden und damit als außerordentlich schmerzhaft empfunden würden. Er wirkt auch beim Sex wie eine Art Kissen, um die Stöße besonders in der Missionarsstellung abzufedern. Aber der Venushügel zählt auch zu den erogenen Zonen des weiblichen Körpers, unter anderem wegen seiner unmittelbaren Nähe zur Klitoris. Die Schambehaarung ist individuell und unterliegt einem Schönheitsideal. Zurzeit ist die Intimrasur populär. Auch Piercings können am Venushügel verankert sein.

Die unter dem Venushügel befindlichen knöchernen Strukturen sind die Schambeine (Os pubis). Es gibt ein linkes und ein rechtes Schambein. Beide Schambeine begegnen sich genau unter dem Hügel und sind über einen Knorpel, die Symphyse (Symphysis pubica), miteinander verbunden. Die Schambeine und Symphyse sind von enormer Bedeutung für die Stabilität im Becken und für den aufrechten Gang. Durch die geneigte Position des Schambeins ist dieser Knochen in der Lage, das Gewicht der Harnblase und der Gebärmutter mit zu übernehmen. Ein Teil des Druckgeschehens, das durch vielfältige Ereignisse im Bauchraum entsteht, wird bei aufrechter Körperhaltung von diesem Knochen aufgenommen und nicht alleine den elastischen Strukturen des Beckenbodens überlassen. Die Symphyse gehört zu den Gelenken des Beckengürtels. Sie verbindet einerseits die beiden Schambeine, andererseits ermöglicht sie aber auch einen gewissen Spielraum für die Beweglichkeit im Becken. Bei jedem Schritt und auch beim Sitzen wirkt die Symphyse mit. Während der Schwangerschaft unterliegt sie besonders stark dem Einfluss von Hormonen und ist in der Lage, während der

Geburt Platz für den Durchtritt des kindlichen Kopfes und Körpers zu ermöglichen. In sehr seltenen Fällen besteht aber ein derart großes Missverhältnis zwischen mütterlichem Becken und kindlicher Kopfgröße, dass es an dieser Stelle zu Verletzungen kommt, der sogenannten Symphysenlockerung oder Symphysenspaltung.

Wandern die Finger nun noch weiter nach unten und hinten, zwischen die Schenkel, gelangen sie in den eigentlichen Intimbereich. Hier ertasten Sie vermutlich als Erstes die beiden großen Schamlippen (Labia majora). Diese sind, sofern nicht rasiert, mit Schamhaaren bewachsen. Während der Schwangerschaft verändert sich die Farbe der Labien. Sie wird stärker pigmentiert. Die Haut der äußeren Schamlippen, sofern rasiert, fühlt sich wie unsere übrige Haut an: trocken und geschmeidig. Die äußeren Schamlippen beginnen kurz unterhalb des Venushügels, teilen sich dann in rechte und linke Schamlippe auf und vereinigen sich dort, wo die nächste Struktur zu spüren ist, der Damm. Die großen Schamlippen, auch Venuslippen genannt, variieren in ihrer Größe und Form von Frau zu Frau sehr. Sie verfügen über ein Fettgewebspolster, welches die Größe der Schamlippe bestimmt. Die Schamlippen sind durch ihre Farbe von der umgebenden Haut abgegrenzt. In ihr befinden sich Pigmente, die den Lippen eine leicht lila bis braune Färbung verleihen. Sie enthalten neben dem Fettgewebe Talg-, Schweiß- und Duftdrüsen. Die beiden Schamlippen bilden die Schamspalte mit einer vorderen und hinteren Vereinigungsstelle. In der Schamspalte eröffnet sich dann der Weg zu den kleinen Schamlippen und den noch tiefer gelegenen Eingängen in die Harnröhre und die Vagina.

Die kleinen Schamlippen (Labia minoris) umgeben den Scheidenvorhof (Vestibulum vaginae) mit Kitzler (Klitoris), Harnröhre und Scheideneingang. Es sind dünne, fettfreie, pigmentierte Hautfalten. Sie besitzen ebenfalls Talg- und Duftdrüsen. Auch die kleinen Schamlippen variieren stark in ihrer Größe und Ausprägung. Sie sind Teil der erogenen Zone der Frau und daher mit empfindlichen Rezeptoren ausgestattet. In der Sexualität und für das Lustempfinden der Frau spielen sie eine wichtige Rolle. Von vorn kommend ertasten die Finger zuerst die sogenannte Kitzlervorhaut. Diese ist gleichzusetzen mit der männlichen Vorhaut. Die kleinen Schamlippen bedecken aber im hinteren Bereich auch den Scheideneingang und stellen somit eine lokale Barriere dar. Sie schützen vor dem Eindringen von Keimen und damit auch vor einer daraus entstehenden Entzündung. Die kleinen Schamlippen sind Bestandteil in dem ausgeklügelten Konzept der Scheide, die Balance zwischen Feuchtigkeit und Trockenheit zu gewährleisten.

Wenn Sie nun mit Ihren Fingern weiter nach hinten streichen, gelangen Sie auf eine festere, aber elastische Region unmittelbar vor dem Anus. Das ist der Damm (Perineum). Er ist ungefähr zwei bis drei Zentimeter lang und stellt den Vereinigungs- und Ankerpunkt für die Beckenbodenmuskulatur dar. Er ist ebenso eine erogene Zone und besitzt einen hohen Anteil an Rezeptoren. In diesem Bereich sind besonders viele Nerven vernetzt, auch ein Reflexpunkt liegt dort, der sogenannte perineale Reflex. Dieser Reflex bezeichnet das reflektorische Zusammenziehen des äußeren Afterschließmuskels bei Berührung der Haut.

Sexuelle Erregung macht sich an der gesamten Vulva, also Venushügel, Schamlippen mit Klitoris und Damm bemerkbar. Verursacht wird dies durch ein Zusammenwirken unterschiedlicher biodynamischer Faktoren, sodass vermehrt Blut in die eben beschriebenen Bereiche einfließen kann. Ist die sexuelle Lustschwelle erreicht, schwellen insbesondere die kleinen Schamlippen stark an. Sekretabsonderungen der Bartholinschen Drüsen sorgen dafür, dass der Scheideneingang feucht und gleitfähig wird. Penis, Vibrator oder andere Hilfsmittel zur Befriedigung der Lust können dadurch besonders leicht eingeführt werden.

Hinter dem Damm lässt sich der After (Anus) erspüren. Er fühlt sich mehr oder weniger kreisrund an mit seinem venösen Geflecht. Unter Umständen finden sich hier sogenannte äußere Hämorrhoiden. Diese müssen nicht krankhaft sein, jeder Mensch hat innere und äußere Hämorrhoiden. Es handelt sich zunächst nur um Schwellkörper, welche ringförmig um den Anus angeordnet sind. Die Blutgefäße in ihnen füllen sich vegetativ gesteuert mit Blut und dichten den Anus zusätzlich ab. Hämorrhoiden sind also Teil des Verschlussmechanismus des Darmausgangs. Während des Stuhlgangs entleeren sie sich von der Blutfüllung und lassen die Stuhlentleerung zu. Sie werden erst dann zum Problem, wenn sie dauerhaft gefüllt bleiben und zum Beispiel durch eine Bindegewebsschwäche nach außen treten. Die Kontraktion des Anus ist willentlich beeinflussbar. Das heißt, er lässt sich gezielt ent- oder anspannen. Die Muskeln des Anus stehen zudem aber unter einer unwillentlichen Dauerspannung, damit es nicht zu einem unwillkürlichen Abgang von Stuhl oder Winden kommt.

Hinter dem After gelangt der Finger wieder in eine weiche Struktur, rechts und links sind dann bereits die Pobacken zu spüren. In dieser weichen Struktur findet sich bei etwas festerem Druck ein knöcherner Widerstand. Das ist das Steißbein (Os coccygeus). Eine weitere knöcherne Struktur lässt sich erspüren, wenn Sie mit beiden Händen jeweils eine Pohälfte umfassen und dann in die Tiefe greifen. Hier liegen die sogenannten Sitzbeinhöcker (Tuber ischiadicum). Sie heißen so, weil man tatsächlich auf diesen knöchernen Strukturen sitzt.

Hier endet die äußere Tastreise.

Innere Tastreise

Im Gegensatz zu unseren oberflächlichen Körperregionen sind unsere inneren Organe ohne gezielte Berührung nur dann spürbar, wenn etwas nicht stimmt. Beispielsweise wenn sie entzündet sind oder in ihrer Funktion eingeschränkt. Als Beispiel kann die Gebärmutter dienen, die im Alltag nicht fühlbar ist.

Jede Frau mit Menstruationsbeschwerden weiß aber, dass es schmerzt, wenn die Gebärmutter im Rahmen der Monatsblutung kontrahiert. Zum einen spürt man die Kontraktion der Gebärmutter selbst, spürbar wird aber auch der Zug der entsprechenden Gebärmutterbänder. Dies kann Unterbauchschmerzen auslösen, die teilweise auch in den unteren Rücken ziehen.

Die innere Tastreise hat den Sinn, sich mit den inneren Gegebenheiten des kleinen Beckens vertraut zu machen. Über den Zugang Vagina ist das zumindest teilweise möglich. Hier ist mit einem Vorher-Nachher-Vergleich übrigens besonders gut erkennbar, welch positive Wirkung Beckenbodentraining hat. So entsteht ein ganz persönlicher Referenzwert und zudem ein inneres Bild davon, was die Beckenbodenmuskulatur eigentlich leistet. Die Ertastung funktioniert genau wie bei der äußeren Tastreise mit den eigenen, gewaschenen, Fingern, die in die Vagina eingeführt werden.

Suchen Sie einen ruhigen, geschützten Raum auf, um sich vollkommen auf sich selbst konzentrieren zu können. Am besten beginnen Sie die Tastreise in Rückenlage. In dieser Lage ist die Beckenbodenmuskulatur recht entspannt. Nehmen Sie ein kleines Kissen unter den Kopf. Beugen Sie die Beine und grätschen Sie diese bequem ab. Bevor Sie die Tastreise beginnen, legen Sie zuerst Ihre Hände auf den Bauch und fühlen Sie, wie sich Ihre Bauchdecke unter Ihrer Atmung auf und ab bewegt. Führen Sie nun den längsten Ihrer Finger vorsichtig und sanft in Ihre Vagina ein. Einen kleinen muskulären Widerstand gilt es dabei zu überwinden – die Verschlussmuskulatur der Vagina.

Ruht nun Ihr Finger innerhalb der Vagina, können Sie sowohl die Temperatur als auch die Feuchtigkeit wahrnehmen. Sogleich wird außerdem die Beschaffenheit der Vaginalwände fühlbar. Diese ist unregelmäßig und gefaltet. (Würden Sie einen Spiegel zu Hilfe nehmen, würde die gute Durchblutung an der rosa Farbe der Vagina erkennbar sein.) Unter Umständen erspüren Sie etwas Knubbeliges, Verschiebbares an der Rückseite Ihres Fingers. Hierbei handelt es sich – hinter dem Gewebe, das Vagina und Mastdarm voneinander trennt – um die herannahende Kotsäule in Ihrem Darm. Wenn Sie den Finger tiefer in Ihre Vagina gleiten lassen, werden Sie am Ende der Vagina wiederum etwas Festeres, Knubbeliges zu spüren bekommen. Das ist Ihr Gebärmutterhals mit dem sogenannten Muttermund. Der Muttermund ist abhängig vom Zyklus besser oder schlechter zu ertasten. Je näher der Eisprung rückt, desto weiter ist der Muttermund vom Scheideneingang entfernt, das heißt, er ragt weniger tief in die Vagina hinein. Geübte Tasterinnen erspüren über den Muttermund ihre fruchtbaren Tage, denn im Vergleich zu den unfruchtbaren Tagen ist der Muttermund in dieser Phase weicher und seine Öffnung spürbar. Während der unfruchtbaren Tage ragt der Muttermund geschlossen und etwas härter und auch etwas tiefer in die Vagina hinein. Der tastende Finger muss dann nicht so weit gleiten, um den Muttermund aufzufinden.

Nun konzentrieren Sie sich auf das Gefühl, das entsteht, wenn Sie Ihre Beckenbodenmuskulatur kontrahieren. Wollen Sie die innerste Ebene der Beckenbodenmuskulatur ansteuern, ziehen Sie die Steißbeinspitze in Richtung Schambein. Sie werden eine tiefgelegene umfassende Anspannung registrieren. Sowohl an beiden Seiten als auch von hinten sind Muskeln der oberen Ebene der Beckenbodenmuskulatur fühlbar. In der Vagina spürt man den Afterheber (Musculus levator ani) rechts und links und an der hinteren Scheidenwand.

Wenn Sie sich nun den Bewegungssauftrag »Sitzbeinhöcker zusammenbringen« erteilen, spüren Sie die Kraft der mittleren Beckenbodenmuskulatur.

Einen zusätzlichen Hustentest können Sie anwenden, um zweierlei zu überprüfen: erstens, ob die Gebärmutter mit ihrem in die Scheide hineinragenden Muttermund beim Husten dem ruhenden Finger entgegenkommt. Zweitens, wie es sich insgesamt anfühlt, wenn große Druckereignisse im Bauchraum stattfinden.

Hier ist die innere Tastreise zu Ende.

Wenn Sie nun den Finger wieder aus Ihrer Vagina herausnehmen, haben Sie sicherlich Vaginalsekret daran. Je nachdem, in welcher Phase des Zyklus Sie sich befinden, kann man das Vaginalsekret in unterschiedlicher Konsistenz spüren und farbliche Differenzen entdecken. Zu Beginn des Zyklus ist es meist milchiger und dünnflüssig. Zum Eisprung hin wird es etwas dickflüssiger. Unter Einfluss des Gelbkörperhormons in der zweiten Zyklushälfte wird es ein wenig gelblicher. Farbe, Menge und die Konsistenz des Vaginalschleims variieren von Frau zu Frau stark. Dies gilt ebenso für den Geruch. Erfahrungswerte, die jede Frau während ihres Lebens macht, geben persönlich Auskunft, ob alles normal ist.

Wenn Sie sich regelmäßig selbst in dieser Art und Weise ertasten, werden Sie leichter Veränderungen wahrnehmen. Zudem können Sie, wenn Sie ein Gefühl für Ihre innere Anatomie entwickelt haben, auch unterschiedliche Ausgangsstellungen einnehmen. Rücken- oder Seitlage, Hocken, Sitzen beziehungsweise

Stehen führen zu unterschiedlichen Empfindungen. Gerade im Stehen ist die sich kontrahierende Beckenbodenmuskulatur noch deutlicher zu spüren als im Liegen. Das liegt daran, dass der Beckenboden aufgrund der Schwerkraft im Stehen grundsätzlich mehr zu tragen hat und darauf mit Anspannung reagiert.

5 »Welche Strukturen betroffen sind« – Beschwerdebilder

Wir lernen, dass der Beckenboden ein komplexes System ist. Seine Verletzungen können unterschiedlicher Art sein. Deshalb ist auch die Behandlung entsprechend angepasst.

Die Bedeutung eines Themas spürt man oft erst, wenn man betroffen ist. Das ist menschlich. Sonst würden viel mehr Menschen prophylaktisch mit ihrem Körper arbeiten. Viele tun es. Die meisten haben dabei als mögliche Herausforderung nicht den Beckenboden im Blick. Auch wenn ich das Wort »Achtsamkeit« mittlerweile für total abgedroschen halte: Im Kern geht es darum, auf sich selbst zu achten und in diesem Fall den Beckenboden in Einklang mit dem ganzen Rest zu bringen. Das ist die Königsdisziplin. Dazu gehört, dass man weiß, wie die Beckenbodenmuskulatur aussieht, wie sie verläuft, wann und wie sie arbeitet. Die kurze Übersicht in Kapitel 2 und die ausführliche Beschreibung in Kapitel 12 helfen dabei. Wichtig ist auch zu wissen, wie man die Beckenbodenmuskulatur erspüren und ansteuern kann, wozu die Kapitel zur inneren Tastreise (Kapitel 3) und zum Perfect Testing (Kapitel 7) beitragen. Nebst diesen Kenntnissen ist es auch hilfreich, eine Vorstellung zu haben, mit welchen Beschwerden und Erkrankungen des Beckenbodens Sie konfrontiert sein können. Häufig treten die Beschwerden übrigens in Kombination auf. Darum lohnt es sich, auch über jene Probleme Bescheid zu wissen, die vielleicht gerade nicht aktuell bei Ihnen spürbar sind.

Beschwerdebilder des Beckenbodens entfalten sich auf funktioneller und psychosozialer Ebene und können die Lebensqualität deutlich einschränken. Die Folgen einer Beckenbodenschwäche können ein Absinken oder gar der Vorfall der Organe des kleinen Beckens sein. Die Harnblase und der Darm können in ihrer Funktion gestört werden, eine Inkontinenz kann sich ausbilden. Häufig ist das Intimleben betroffen. Die psychische Belastung ist oft hoch, wenn man sich nicht mehr als vollwertig erlebt oder die Erkrankung sogar zu einer Einschränkung der sozialen Kontakte führt. Aber auch Schmerzen im kleinen Becken selbst oder Ausstrahlungen in andere Körperzonen können die unangenehme Folge von Beckenbodenerkrankungen sein.

»Ich dachte, das ist so 'ne Omasache« – Der Beckenboden, ein Thema in jedem Alter

Marlene: »Über den Beckenboden habe ich natürlich schon mal was gehört. Ich habe ja schließlich die Kinder bekommen. Bei der Rückbildungsgymnastik ging es um den Beckenboden. Aber die habe ich, ehrlich gesagt, eher als lästig und zeitraubend empfunden, anstatt echten Profit daraus zu schlagen. Jetzt weiß ich, wie leichtsinnig ich gewesen bin, die Übungen nicht wirklich praktiziert und es dadurch auf die zu leichte Schulter genommen zu haben. Ich dachte eben, das sei nach den Schwangerschaften kurz ein Thema und ansonsten höchstens bei Omas. So mit dicken Slipeinlagen, weil man sonst ausläuft.«

Die Vorstellung, dass Beckenbodenbeschwerden eine Frage des Alters sind, hat einen wahren Kern: Die Lebensjahre zwischen 45 und 55 bringen eine wesentliche Veränderung mit sich: Die

Menopause. Sie wird auch als Wechseljahre der Frau bezeichnet und meint das Ende der Reproduktionsfähigkeit. Diese Jahre bedeuten eine massive Umstellung im weiblichen Hormonhaushalt. Die Hormonumstellung spüren Frauen nicht nur in Schwitzattacken und anderen Symptomen, vielmehr wird bemerkbar, dass sich das Gewebe verändert. Besonders das Gewebe im kleinen Becken ist hormonempfindlich. Wenn dieses Gewebe nicht mehr wie gewohnt mit den üblichen Hormonen versorgt wird, reduzieren sich Elastizität, Geschmeidigkeit und Belastbarkeit. Bestanden schon vor dem Eintritt in die Menopause gelegentlich Probleme, kommt es häufig zu einer Wiederkehr der bestehenden Symptomatik in ausgeprägter Form. Oder es entwickeln sich ab diesem Zeitpunkt erst Beckenbodenbeschwerden. Nicht jede Frau leidet unter dieser hormonellen Umstellungsphase, aber je nach Studie liegt die Quote der Betroffenen bei 30 bis 90 Prozent aller Frauen. In der postmenopausalen Phase um die 65 haben viele Frauen massiv mit diesen Veränderungen zu kämpfen, die als urogenitale Atrophie bezeichnet werden. Eine Atrophie ist der Schwund von Gewebe, denn die Zellen regenieren sich nicht mehr im gleichen Maße wie in der Jugend. Dieses Syndrom kann unterschiedliche Beschwerden wie Scheidentrockenheit, Schmerzen beim Sex, Brennen, Juckreiz und Blasenentleerungsstörungen umfassen. Einige sind mit der Beckenbodenmuskulatur verknüpft.

Doch das bedeutet nicht, dass nicht auch Frauen diesseits des Klimakteriums von Beckenbodenthemen betroffen sind. Es sind sicher oft die von Marlene beschriebenen unmittelbaren Auswirkungen von Schwangerschaften und Geburten, die jüngere Frauen angehen. Aber auch das sollte jene nicht in Sicherheit wiegen, die nie geboren haben. Beckenbodenbeschwerden können jede Frau, und auch jeden Mann, betreffen. Denn der Beckenboden arbeitet in jedem Menschen, und die muskuläre Ausgangsebene des Beckens ist in allen täglichen Situationen des Lebens gefordert, und zwar 24/7.

Ganz generell gilt: Die häufigsten Beckenbodenbeschwerden entstehen in der Regel aus zwei verschiedenen muskulären Situationen – aus dem hypertonen oder dem hypotonen Beckenboden.

»Alles ist völlig offen« – Hypotoner oder reaktionsarmer Beckenboden

Jana: »Ich fühle mich nach unten ständig offen, und das stresst mich. Ich weiß ja, dass ich einen Gebärmuttervorfall habe. Aber ständig denke ich, ob ich ihn vielleicht durch irgendeine blöde Bewegung verstärke. Und dann drückt natürlich die Gebärmutter gefühlt immerzu auf die Blase, und ich habe Angst, nicht rechtzeitig eine Toilette zu finden.«

Einen schwachen, reaktionsarmen, wissenschaftlich auch als hypoton bezeichneten Beckenboden erkennen Frauen schlicht und einfach daran, dass sie eine mehr oder weniger permanente Unsicherheit im Beckenausgangsbereich begleitet. Sie befinden sich oft in einer ausgeprägten »Habachtstellung«, so wie es bei Jana der Fall ist.

Die Ursachen für die Entstehung eines hypotonen Beckenbodens sind ganz verschieden. Am häufigsten wird davon als Folge von Geburten, besonders bei mehrfachen und schweren Geburten gesprochen. Aber auch Frauen außerhalb des gebärfähigen Alters sind einem hohen Risiko ausgesetzt: Hier spielen hormonelle Veränderungen während des Klimakteriums oder danach eine entscheidende Rolle. Außerdem können Über- und Fehlbelastungen des Beckenbodens durch schwere körperliche Arbeit, besonders wenn »frau nicht daran gewöhnt ist«, zur verminderten Belastungsfähigkeit beitragen. Aber auch der Lebenswandel hat seinen Anteil am Beschwerdebild: Übergewicht, Nikotinmissbrauch, chronische Verstopfung sind mögliche Herausforderungen. Auch manche akute oder chronische Erkrankung – beispielsweise allgemeine, meist angeborene Bindegewebsschwäche, chronische Bronchitis, Erkrankungen des Nervensystems, angeborene Fehlentwicklung beziehungsweise eine fehlerhafte Ausbildung der Strukturen im Beckenraum, traumatische Ereignisse wie Unfälle und Operationen, körperlicher Missbrauch und Strahlentherapie im Beckenbereich – begünstigt Beschwerden eines hypotonen Beckenbodens.

Als Folge einer schwachen Beckenbodenmuskulatur können sich Senkungen der Organe des kleinen Beckens wie Darm, Scheide, Gebärmutter, Harnblase oder Harnröhre einstellen. Diese Senkungen können so weitreichende Folgen haben, dass die Organe nicht mehr an ihrem vorgesehenen Platz bleiben, sondern in die Scheide hineinragen oder im ungünstigsten Falle durch sie aus dem Körper treten können. Das wird Vorfall oder Prolaps genannt.

Eine hypotone Beckenbodenmuskulatur kann aber auch Folgen für die Kontinenz haben, sowohl von Urin als auch von Stuhlgang oder Winden.

»Das wölbt sich so vor« – Organsenkungen

Ella: »Vor ein paar Tagen habe ich den Rasenmäher im Garten rumgeschleppt. Dann kamen die zwei Stufen hoch zur Terrasse. Da hab ich ihn hochgewuchtet. Plötzlich gab es so einen inneren Knall, einen Blobb – als sei ein Gummi gerissen. Seitdem zieht es im

Rücken, nicht unaushaltbar schmerzhaft, aber stetig. Und dann ist da noch etwas, aber das ist mir ein bisschen peinlich: Seit dem Blobb hängt da etwas wie ein kleiner Ball zwischen meinen Schamlippen. Es ist leicht rosa und drückt sich so nach unten raus.«

Laut Leitlinien der Deutschen Gesellschaft für Gynäkologie und Geburtshilfe sind Senkungsbeschwerden oder ein Vorfall der weiblichen Genitale das häufigste Krankheitsbild der Gynäkologie. Auch die statistische Feststellung, dass etwa ein Drittel aller Frauen in Deutschland damit rechnen muss, bis zum Alter von 50 Jahren an einem mehr oder weniger ausgeprägten Prolaps zu erkranken, ist vielleicht erschreckend. Ab der Menopause ist sogar jede zweite Frau von Senkungsbeschwerden betroffen. Ursache für dieses Phänomen sind die beiden Durchtrittspforten im Beckenbodenbereich, die die Harnröhre, die Scheide und den Darm passieren lassen. Sie sind die Schwachstellen, durch die die Organe und ihre Verbindungen absinken können. Das geschieht beispielsweise durch den aufrechten Gang an sich, vor allem, wenn schwer und unphysiologisch getragen wird, durch Belastungen bei Geburten, durch chronische Verstopfung. Das Gewebe und die Bänder, die die Organe umgeben, werden geweitet oder reißen ein, sodass die Organe tiefer treten. Es entsteht eine Bruchpforte.

Eine solche Erkrankung hat aber nicht nur Auswirkungen auf funktioneller Ebene, sondern trifft ins Innerste einer jeden Frau, weil sich damit das Frausein an sich, die sozialen Kontakte und die Sexualität verändern können. Vielleicht sind diese Auswirkungen mitverantwortlich dafür, dass selbst heute noch viele Frauen mit der entsprechenden Problematik nicht in der gynäkologischen Praxis vorstellig werden und die Erkrankung verschweigen und tabuisieren.

Eine Senkung oder ein Vorfall kann alle Organe des kleinen

Beckens betreffen, also Dünn- oder Enddarm, Rektum, Gebärmutter, Harnröhre oder Harnblase.

Durch eine Senkung der Scheidenwand (Descensus vaginae) kann es zu zwei verschiedenen Krankheitsbildern kommen. Es gibt erstens die Ausweitung in der vorderen Vaginalwand, wodurch die Harnblase entweder in Teilen in die Scheide oder zusammen mit der vorgewölbten Scheidenwand sogar vor den Eingang der Scheide tritt (Zystotele). Bei einer Ausweitung der hinteren Vaginalwand tritt der Mastdarm in die Scheide ein oder zusammen mit der vorgewölbten Scheidenwand sogar vor den Eingang der Scheide (Rektozele). Eine Senkung beziehungsweise Einstülpung des Scheidenstumpfes nach einer Gebärmutterentfernung ist eine besondere Form (Vaginalstumpfprolaps). Gegebenenfalls ist auch eine Verlagerung von Dünndarmanteilen in die Scheide möglich (Enterozele). Immer ist die bindegewebige Halt gebende Hülle, die die Vagina umgibt, betroffen und reißt zu Teilen ein. Dadurch entsteht eine Bruchpforte.

Die Gebärmuttersenkung (Descensus uteri) hingegen ist eine Besonderheit. Für sie sind Defekte von Bindegewebsstrukturen verantwortlich, die die Gebärmutter selbst im Becken platzieren und ihr Halt geben.

Der Grad der Senkung kann unterschiedlich sein. Im deutschsprachigen Raum meint man mit einer Senkung, dass die betroffenen Organe noch oberhalb des Scheideneingangs liegen. Senkt sich das Organ noch weiter nach außen, spricht man von einem Vorfall (Prolaps). Von ärztlicher Seite wird noch etwas mehr differenziert: Grad I bedeutet, dass die Senkung innerhalb der Scheide ist, bei Grad II erreicht die Senkung den Eingang der Vagina, bei Grad III reicht die Senkung über den Scheideneingang hinaus und bei Grad IV stülpt sich ein Organ vollständig aus der Scheide heraus.

Die behandelnden Ärzte diagnostizieren solche Senkungen

durch die Beschreibung des Beschwerdebildes, die klinische Untersuchung mit der Inspektion, rektaler und/oder vaginaler Palpation sowie der Spiegel- oder Spekulum-Untersuchung. Hinzu kommen Husten-Stress-Test und Urintest. Je nach Beschwerdebild der Betroffenen wird der Arzt weitergehende Untersuchungen empfehlen, wie eine urodynamische Untersuchung (bei gleichzeitiger Inkontinenz), eine Ultraschalluntersuchung über den Bauch und/oder die Scheide, weniger häufig auch Röntgen (Darstellung der Nieren oder ableitenden Harnwege) oder eine dynamische Kernspintomografie. Die umfassende Befunderhebung ist zentral, um herauszufinden, welches Ausmaß und welche Form die Erkrankung hat.

Die Symptome einer Senkung oder eines Vorfalls sind abhängig vom Grad der Schädigung und mannigfaltig. Das Leitsymptom ist aber immer das Senkungsgefühl. Typisch für das Beschwerdebild ist auch, dass die Senkung nicht immer gleichmäßig empfunden wird und tagesformabhängig ist. Es ist also ein ständiger Wechsel zwischen geringen Symptomen und deutlichem Leidensbild vorhanden. Sehr oft berichten Frauen von der Zunahme des Beschwerdebildes am Ende eines anstrengenden Tages oder generell nachmittags aufgrund der Schwerkrafteinwirkung. Die Betroffene ist vielleicht müde, die Rumpfmuskulatur arbeitet nicht mehr auf vollen Touren, und die eventuell schwache Bauchwandmuskulatur wird träge. Liegen schafft meist Abhilfe, denn der Beckenboden wird dadurch erst einmal entlastet. Die Organe können wieder in den Bauchraum »zurückwandern«. Das vorgedrängte Organ kann auch selbst zurückplatziert werden, aber stets nur für einen kurzen Zeitraum.

Manchmal ist eine Senkung mit einer Inkontinenz verbunden. Laut Studien leiden Frauen mit einer geringgradigen Senkung vermehrt unter einer Belastungsinkontinenz. Beim Vorfall des betroffenen Organs werden hingegen seltener Inkontinenzen beschrieben. Es kann aber sein, dass es sich um einen Trugschluss handelt. Womöglich wird durch das tiefer tretende Organ die Harnröhre derart verengt, dass dies eine Kontinenz vortäuscht. Das wird als larvierte Inkontinenz bezeichnet. Betroffene erleben dann nicht selten nach einer Operation eine plötzliche Inkontinenz. Eine gute Diagnostik des behandelnden Arztes ist von daher dringend erforderlich und gehört heute zu den Standarduntersuchungen.

Durch das Herabsinken der Organe können also die Ausführungsgänge verlegt werden, sodass Urin oder Stuhlgang nicht gut abgegeben werden können. Vor allem Passagebehinderungen der Harnröhre können weitreichende Folgen haben, denn es kommt womöglich zur sogenannten Restharnbildung. Sie kann Ursache für immer wiederkehrende Harnblasenentzündungen sein. In sehr schlimmen Fällen kann es eine komplette Abflussbehinderung der Harnröhre geben. Dadurch staut der Urin aus der Blase in die Niere zurück – eine Nierenschädigung ist die Folge. Entleerungsprobleme des Darms stellen sich etwas anders dar. Hier beschreiben Betroffene oft, sich nicht komplett entleeren zu können. Sie leiden häufig auch unter Verstopfung, was wiederum zu erhöhter Presstätigkeit führt und damit die schwache Beckenbodenmuskulatur noch mehr belastet. Ein Teufelskreis. Unter Umständen können betroffene Frauen die Entleerung unterstützen, indem sie mit dem Finger Druck auf die hintere Vaginalwand ausüben.

Nebst den beschriebenen körperlichen Beeinträchtigungen führt eine Organsenkung auch zu mentalen und psychischen Belastungen. Frauen formulieren das gelegentlich recht drastisch, sie bezeichnen sich als »weibliches Wrack«. Sie werden permanent, jede Minute des Tages, daran erinnert, dass etwas nicht stimmt. Durch ein Ziehen im Rücken. Durch ein Fremdkörpergefühl in der Scheide. Durch etwas unangenehm Spürbares, das drückt und stört. Sie fühlen einen Druck im Unterleib. Vielleicht fühlen sich die Schamlippen andauernd gespreizt an oder die Vagina so, als sitze ein Tampon falsch.

Die körperlichen Erscheinungen haben auch direkten und indirekten Einfluss auf Intimität und Lustempfinden. Ziehen, Schmerzen, Druck – all das belastet und vertreibt die Lust auf die Lust. Die Angst, dass der Partner das wohlbehütete Geheimnis sehen und wahrnehmen könnte, setzt unter Druck. Die Konzentration auf das körperliche Defizit verschärft sich, und unter Umständen löst das zusätzliche Verspannungen in anderen Bereichen des Körpers aus.

Insgesamt entsteht bei vielen Betroffenen das Bedürfnis, sich immer wieder hinlegen oder setzen zu müssen, damit nichts »rausfällt« oder »rausrutscht«. Denn selbst wenn Frauen mit solchen Senkungsbeschwerden ihre Beckenbodenmuskulatur stark anspannen, reicht das, je nach Senkungsgrad, nicht aus, um den Eindruck zu haben, alles sei sicher gehalten. Das ist verständlich, wenn man sich überlegt, was ein Vorfall bedeutet: Jegliche Arbeit der Beckenbodenmuskulatur in der aufrechten Körperhaltung kann dabei gar nicht mehr wirksam sein. Denn das betroffene Organ liegt dann unterhalb der Beckenbodenmuskulatur.

Und noch ein weiterer Aspekt kann hinzukommen, wenn der Senkungsgrad besonders stark ist. Es kann dann zu einem sogenannten Verstreichen des Dammes kommen. Neben den muskulär orientierten Therapiemaßnahmen sollten betroffene Frauen in diesem Fall dem Hygieneaspekt besondere Beachtung schenken, denn die physiologische Barriere zwischen After und Vagina ist somit aufgehoben, und Keime aus dem Darm können ihren Weg schneller in die Scheide finden. Häufige Infektionen sind dann die Folge. Generell kann die Einschränkung der Aktivität und der Funktion des Dammes und der beteiligten Beckenbodenmuskulatur zur Darm- und/oder Harninkontinenz führen.

Der Grad der Senkung gepaart mit den konkreten Beschwerden ist ausschlaggebend für die Therapie- und Behandlungsrelevanz. Sind die Symptome der Senkung weniger ausgeprägt und kommen Frauen im Alltag damit gut zurecht, entsteht bei vielen nicht das Gefühl, dass Handlungsbedarf besteht. Genau jetzt aber hat eine Therapie die höchste Erfolgsquote. Prophylaktisch und stabilisierend ist genau jetzt die Zeit für ein paar Termine bei der Physiotherapeutin, Hebamme oder Trainerin des Vertrauens. Beckenbodentraining in der Gruppe oder einzeln, Bewegungstherapie, Rückenschule oder Pilates sind allesamt geeignet für dieses Vorhaben.

Ist die Senkung allerdings so weit fortgeschritten, dass die Organe das Körperinnere verlassen haben und sichtbar werden, ist eine eingehende ärztliche Untersuchung dringend geboten. Nach Diagnosestellung bieten sich konservative und notfalls auch operative Verfahren an. Der konservative Weg umfasst Physio-, Beckenboden- und Elektrotherapie, Biofeedback und den Einsatz von Hilfsmitteln wie Pessaren. Oft wird dieses Vorgehen mit lokaler Hormonsubstitution und feuchtigkeitsspendenden Salben oder Zäpfchen kombiniert. Zudem sollten die betroffenen Frauen auf eine Reduzierung der allgemeinen Risikofaktoren achten. Erst nach Ausschöpfung aller konservativen Therapieformen ohne zufriedenstellendes Ergebnis sollte die Operation in Betracht kommen. Operativ wird die Bruchlücke verschlossen und/oder Bandstrukturen werden fixiert. Das geschieht entweder über den Bauch (abdominal), laparoskopisch (Schlüssellochchirurgie) oder über die Scheide (vaginal). Je nach Operateur, Operationsverfahren und Ausmaß der Schädigung werden Gewebseinlagen – sogenannte Meshes – mit eingebracht, um zusätzliche Stabilität zu gewähren. Auch nach einer

Operation braucht es Physiotherapie, denn der regelrechte Umgang und das alltägliche Training für den Beckenboden wollen für eine nachhaltige Wirkung gelernt sein.

»Joggen geht gar nicht« – Inkontinenzen

Nina: »Ich bin jetzt seit einiger Zeit in den Wechseljahren und habe mich mit all den Veränderungen abgefunden. Aber dass ich tagsüber immer mal etwas Urin verliere, ohne es zu merken, stört mich wirklich sehr. Ich versuche schon immer, den Urinstrahl anzuhalten. Das geht eigentlich. Aber besser geworden ist es dadurch noch nicht.«

Inkontinenz bezeichnet das Unvermögen, Harn oder Stuhlgang im Körper zurückzuhalten, bis ein sicherer Entleerungsort aufgesucht wurde. Unwillkürlicher Urinverlust oder Stuhlabgang sind die Folgen. Das ist eine Definition, die den Nagel zwar auf den Kopf trifft, aber nichts darüber aussagt, was das für die Betroffenen bedeutet.

Nicht jeder Mensch, egal ob Frau oder Mann, ist bei gelegentlichen Missgeschicken, wie Nina sie beschreibt, gleich inkontinent. Aber die Häufigkeit und Intensität des Geschehens geben – neben dem subjektiven Störgefühl – wichtige Hinweise. Wenn man beispielsweise bei sechsmaliger Hustenprovokation trocken bleibt, scheint erst einmal alles in Ordnung. Kommt es nur zu unfreiwilligem Abgang von Urin, weil die betroffene Person schon lange nicht mehr auf der Toilette war, kann man das Geschehen der überfüllten Blase zuordnen. Bei einem nachgewiesenen Schaden im Beckenbodenbereich oder länger anhaltendem unklarem Urinverlust ist eine Inkontinenz aber wahrscheinlich.

Etwa 25 Prozent aller Frauen sind in irgendeiner Form harninkontinent. Das ist auch bei jungen Frauen oft der Fall, mit Zunahme des Lebensalters leiden Frauen allerdings häufiger an Inkontinenz.

Fassen Sie sich ein Herz, haben Sie Mut und suchen Sie einen Arzt oder einen Therapeuten auf. Scheuen Sie sich nicht, einen Termin bei einer Blasensprechstunde oder einem Proktologen zu vereinbaren. Sprechen Sie Ihren behandelnden Hausarzt aktiv an und bitten ihn um Hilfe. Gehen Sie auf die Suche, bis Sie den für Sie geeigneten Arzt gefunden haben. Verschenken Sie nicht die Möglichkeit, durch eine geeignete Therapie wieder frei zu werden oder zumindest eine nachhaltige Verbesserung zu verspüren. Jede positive Veränderung darf als Therapieerfolg für Sie gewertet werden. Denn alle Maßnahmen bringen ein gehöriges Maß an Lebensqualität zurück. Der Aufwand lohnt.

Harninkontinenzen

Um zu wissen, was Harninkontinenz bedeutet, ist es wichtig, den normalen Ablauf des Wasserlassens (Miktion) zu kennen. Unter einer normalen Blasenfunktion versteht man: Fünf bis sieben Miktionen sind in etwa 16 täglichen Wachstunden bei circa zwei Litern Flüssigkeitszufuhr normal. Das entspricht den Entleerungen einer normal gefüllten Blase mit etwa 350 bis 500 Millilitern. Hier gibt es aber große Unterschiede je nach Trinkmenge und Trinkverteilung. Hitze oder Kälte, Schwitzen, Frieren und allgemeine Anstrengung beeinflussen die Ausscheidung von Urin wesentlich. Die durchschnittliche Entleerungszeit dauert um 20 Sekunden.

Der erste Harndrang entsteht ungefähr bei 75 bis 200 Millilitern Urin in der Blase. Dann ist ein Toilettengang aber noch nicht nötig, sondern man wird sich nur der Tatsache bewusst, dass sich die Blase füllt. Anders ist das nur bei Menschen mit Stress- oder Dranginkontinenz: Sie gehen bereits beim ersten Anzeichen der Blasenfüllung auf die Toilette, weil sich das Bedürfnis dringend anfühlt. Bei gesunden Menschen wird unbedingter Harndrang erst im genannten normalen Füllungszustand verspürt. Ab diesem Moment richtet sich die Aufmerksamkeit auf einen geeigneten Platz zur Blasenentleerung. Wie wir mit den Füllungszuständen der Blase umgehen, ist extrem individuell. Es ist abhängig von erlernten Verhaltensmustern. Ein vorsorglicher Toilettengang ist beispielsweise nicht physiologisch. Es ist vielmehr wichtig, die Blase in ihren Füllungszuständen zu trainieren und ihr nicht beim kleinsten Zeichen nachzugeben. Das trainiert nicht nur die Blasenkapazität, sondern auch die gesamte Verschluss- und Beckenbodenmuskulatur.

Wer in der Nacht nicht so gerne auf die Toilette gehen mag, der kann darauf achten, dass die empfohlene Trinkmenge von 1,5 bis 2 Litern bis 19 Uhr eingenommen wird. Bei vielen Menschen ist es allerdings genau andersherum. Erst in der abendlichen Ruhe kommen sie überhaupt dazu, ihrem Flüssigkeitsbedarf nachzukommen, oder bemerken ihren Durst. Entsprechend erhöht sich die Toilettenfrequenz zu abendlicher oder nächtlicher Stunde. Normalerweise müssten wir nachts nicht auf Toilette. Dafür sorgt das ADH, das antidiuretische Hormon. Es zügelt die Nierenfunktion, die für die Produktion von Harn zuständig ist.

Im Gegensatz zu diesen Vorgängen im Spektrum des Normalen kann die Harnblase wie jedes andere Organ auch angeborene oder erworbene Schwächen und Krankheiten zeigen. Die Harnblase von Frauen, die von Inkontinenz betroffen sind, weist häufig eine kleine Füllungskapazität auf. Das Phänomen einer überdehnten Blase liegt eher dann vor, wenn es durch eine Organsenkung zu einer mechanischen Verlegung der Harnröhre kommt. Dann verhindert eine Abflussstörung, dass der Urin abgelassen werden kann. In diesem Fall muss dringend ein Arzt hinzugezogen werden. Ein weiteres Krankheitsphänomen ist die sogenannte Restharnbildung innerhalb der Harnblase. Wenn die Blase, aus welchen Gründen auch immer, nicht in der Lage ist, den Urin gänzlich auszuscheiden, kann es zu diesem Phänomen kommen. Eine Restharnbildung führt meist zu wiederkehrenden Blasenentzündungen. Nicht ganz ungewöhnlich ist, dass eine Senkung im vorderen Kompartiment der Scheide eine Inkontinenz verdeckt. Man spricht in diesem Zusammenhang von einer larvierten Inkontinenz, sodass erst eine erfolgreiche Senkungsoperation (wieder) zu einer spürbaren Inkontinenz führt.

Schon hier wird deutlich, dass die Inkontinenz unterschiedliche Ursachen haben kann. Hilfreich ist daher bei entsprechenden Beschwerden der Gang zu einer sogenannten Blasensprechstunde, manchmal in einem Blasen- oder Beckenbodenzentrum. Hier wird eine umfassende, nicht nur körperliche Diagnostik vorgenommen, um der Ursache der Beschwerden genau auf den Grund zu gehen und die passenden Therapiemaßnahmen ergreifen zu können. Frauen treffen hier auf fachkompetentes Personal wie Gynäkologen, Urologen, Urogynäkologen und Physiotherapeuten. Diese arbeiten Hand in Hand.

Anfänglich muss entschieden werden, ob es sich bei der vorliegenden Inkontinenz um eine funktionelle oder anatomische Form handelt. Es gibt folgende Formen der Harninkontinenz: Es gibt die Belastungs- und die Dranginkontinenz sowie eine Mischform beider. Dabei ist die Belastungsinkontinenz laut Angabe der Deutschen Kontinenzgesellschaft mit 49 Prozent am häufigsten, 29 Prozent der Betroffenen erleben die Mischform und 22 Prozent belastet die Dranginkontinenz.

Die *Belastungsinkontinenz* wird auch als Stressinkontinenz bezeichnet. Das meint nicht Harnverlust durch psychischen Stress, sondern durch eine körperliche Beanspruchung. Typisch für das Beschwerdebild ist der unfreiwillige Harnverlust bei körperlicher Anstrengung und dem daraus resultierenden intraabdominalen Druckanstieg. Der Urinverlust geschieht dabei zum Beispiel beim Husten, Niesen, Stolpern oder bei sportlichen Aktivitäten. Die Therapiebedürftigkeit ist abhängig vom Ausmaß des Urinverlusts und davon, inwieweit sich die betroffene Frau vom Symptom des Urinverlusts gestört fühlt. Therapierbar und damit positiv zu beeinflussen ist sie aber in jedem Fall.

Die *Giggle-Inkontinenz* – nach dem Englischen giggle, was so viel wie kichern bedeutet – ist eine besondere Form der Belastungsinkontinenz. Damit wird der Harnverlust beim Lachen bezeichnet – meist schwallartig. Dies ist vor allem bei Kindern und Jugendlichen der Fall. Ursache ist hier die ungenügende Ausreifung der Blasenkontrolle, die aber auch bis ins Erwachsenenalter anhalten kann.

Die *Dranginkontinenz* bedeutet, dass – wie es der Name sagt – ein plötzlicher Harndrang auftritt. Ursache für diese Drangsymptomatik ist die Überaktivität des Blasenmuskels, wobei man bis heute nicht genau weiß, warum das so ist. Dieser Harndrang führt zu häufigen Miktionen, verbunden mit kleinen Urinmengen. Die Betroffene ist zum Aufsuchen der Toilette gezwungen. Das klingt unspezifisch, ist aber ein sicheres diagnostisches Kriterium: Der Aufruf, auf die Toilette zu gehen, ist kaum zu unterdrücken. Dabei kann dieser Zwang mit und ohne Harnverlust auftreten, denn der Harndrang ist nicht an den tatsächlichen Füllungszustand der Blase gekoppelt. Jeder, der einmal eine Harnwegsinfektion durchgemacht hat, kann dieses Gefühl nachempfinden. Obgleich man weiß, dass nichts in der Blase ist und sein kann, weil man erst vor wenigen Minuten auf der Toilette war, ist der Gang dorthin nicht zu vermeiden. Die Dranginkontinenz führt zu zwanghaften Verhaltensmustern und beeinträchtigt das Gefühl, frei zu sein. Hinausgehen meint dann beispielsweise, immer wissen zu müssen, wo eine öffentliche Toilette ist. Therapeutisch sind Erfolge sehr wahrscheinlich. Eine Neukonditionierung des Verhaltens mit entsprechendem Verhaltenstraining ist dabei ein wichtiger Aspekt. Zuerst wird jede betroffene Frau aufgefordert, über einen bestimmten Zeitraum einen Miktionsplan zu erstellen. Unter Umständen und je nach Ausmaß der Symptome kann die Behandlung medikamentös unterstützt werden. Ein gezieltes Blasentraining mit spezieller Beckenbodentherapie ist eine gute Möglichkeit, um die Symptomatik zu verbessern. Vielen Betroffenen verhelfen sogenannte Notfallmanagments, die in Kapitel 8 erklärt werden.

Häufiger ist auch von *Mischinkontinenz* zu hören. Gemeint ist ein Mix aus Drang- und Belastungsinkontinenz. Dabei treten beide Symptomkomplexe auf, auch wenn meist einer der beiden überwiegt. In einem solchen Fall wird meist zuerst das vorrangige Problem therapiert.

Manche Frauen leiden jedoch auch am sogenannten Postmiktionströpfeln. Dabei tröpfelt Urin nach dem Toilettengang nach, beispielsweise aufgrund einer Belastungs- oder Dranginkontinenz, aber möglicherweise auch durch eine Aussackung in der Harnröhre, in der sich Urin sammelt, der dann im Stehen abfließt. Bei der koitalen Inkontinenz kommt es zum Harnverlust während des Sex. Um die Ursache zu finden, ist es wichtig zu wissen, ob das Problem bei der Penetration oder beim Orgasmus auftritt. In der Diskussion steht hier aber auch, ob es sich um eine weibliche Ejakulation handeln könnte. Weitere Formen der Inkontinenz können neurologische Erkrankungen mit sich bringen. Das *hyperaktive Harnblasensyndrom*, das mit oder ohne Harninkontinenz auftreten kann, drängt Betroffene zu einer gesteigerten Blasenentleerung, 30 bis 40 Toilettengänge pro Tag sind hierbei keine Seltenheit. Die Ursache für die Erkrankung ist immer noch nicht gesichert. Diskutiert wird eine Fehlverarbeitung der nervalen Impulse, Störungen im Blasenmuskel selbst, aber auch falsch erlernte Verhaltensmuster. Weitere Ursachen von Inkontinenz können angeborene Fehlbildungen, Operationen, Tumore, Bestrahlungen im kleinen Becken und auch Medikamente sein. In diesen Fällen richtet sich die Therapie ganz speziell nach der Ursache aus.

Ein gut ausgeführtes Blasen- und Beckenbodentraining, angeleitet durch fachlich geschultes Personal, häufig Physiotherapeuten, führt oft zu einer Besserung der Harninkontinenz-Symptome. In diesen Therapien wird viel Aufklärungsarbeit über Wissensvermittlung geleistet. Das Trinkverhalten, die Selbstbeobachtung, das Ablegen von erlernten falschen Mustern, verbessertes Selbstmanagement und natürlich funktionsspezifisches Üben sind das A und O. Um all dies zu gewährleisten, ist die Fachkompetenz der Behandler unerlässlich. Suchen Sie in Ihrem Umkreis nach Blasensprechstunden. Die Blasensprechstunden diagnostizieren und bieten Therapievorschläge an. Suchen Sie einen Therapeuten in Ihrer Nähe und erkundigen Sie sich nach ihren Schwerpunkten. Es ist wichtig, einen Therapeuten zu wählen, der eine entsprechende Spezialisierung und Fortbildung aufweist. Jeder Versuch, eine Veränderung auf dem konservativen therapeutischen Weg zu erreichen, ist besser, als weiter zu warten.

Stuhlinkontinenzen

Laut WHO-Definition ist Stuhlkontinenz die erlernte Fähigkeit, den Stuhlgang willentlich orts- und zeitgerecht abzusetzen. Dies beinhaltet auch die Fähigkeit, Winde, also abgehende Blähungen, kontrollieren zu können. Eine leichte Form, eine temporäre Stuhlinkontinenz, hat sicher jeder schon einmal erlebt, den ein heftiger Magen-Darm-Virus erwischt hat. Dann kann es nämlich auch durchaus passieren, dass durch die Infektion ausgelöst ein so heftig und schnell einsetzender flüssiger Stuhl ankommt, dass dieser nicht mehr bis auf die Toilette gehalten werden kann. In diesem Fall wird aber nicht von Inkontinenz gesprochen. Vielmehr wird die Diagnose stuhlinkontinent erst dann gestellt, wenn der Stuhlgang oder die Winde regelmäßig nicht kontrollierbar sind. Leider gibt es eine beachtliche Anzahl Betroffener. Laut Ärzteblatt sind etwa fünf Prozent der westlichen Bevölkerung mit unterschiedlicher Ausprägung davon betroffen, Frauen vier- bis fünfmal häufiger als Männer, denn der Analkanal ist bei der Frau kürzer als beim Mann. Ursachen einer Stuhlinkontinenz sind beispielsweise vorangegangene Operationen im Analkanal (z. B. bei Hämorrhoidalleiden), Verletzungen der sensiblen Nervenversorgung (z. B. bei Diabetes mellitus oder im Alter), neurologische Grunderkrankungen (z. B. Parkinson, Multiple Sklerose oder Schlaganfall), gastrointestinale Erkrankungen, Tumore, aber vor allem Geburtstraumen (mit einer Verletzung des Schließmuskelapparates).

Menschen, die von Stuhlinkontinenz betroffen sind, erleben unfassbare Unsicherheit und leben nicht selten zurückgezogen. Was auch immer dazu führt, dass ein Mensch die Kontrolle über sein anales Verschlusssystem verliert, hat große Folgen für ihn selbst und sein Umfeld. Die Furcht vor Geruchsbelästigung oder Geräuschen in der Öffentlichkeit ist groß und fördert den Schritt in die Isolation. Höchster Respekt gilt all denjenigen, die davon betroffen sind und sich trotzdem am sozialen Leben beteiligen.

Um zu wissen, was bei einer Darminkontinenz krankhaft ist, ist es wichtig, die physiologische Abfolge des normalen Stuhlgangs und seiner Entleerung (Defäkation) zu kennen. Der Stuhlgang ist das Ergebnis unseres Verdauungsprozesses. Es kommt daher in seiner Entstehung zunächst darauf an, wie viel und was wir essen. Fett, Ballaststoffe, Alkoholgehalt, Schärfe und Flüssigkeitsanteil der Nahrung beeinflussen den Stuhlgang in Frequenz,

Form und Konsistenz. Hinzu kommt die Funktionstüchtigkeit aller an der Verdauung beteiligten Organe – zum Beispiel Magen, Leber, Bauchspeicheldrüse, Nieren, Darm. Auch die Psyche darf nicht außer Acht gelassen werden. Nur zwei Beispiele: Stress kann die Darmpassage beschleunigen oder verlangsamen.

Ist das gesamte Verdauungs- und Ausscheidungssystem gesund, dann ist der Kot wurstartig, weich und geschmeidig. Er hat etwa drei bis vier Zentimeter Durchmesser und ist mehrere Zentimeter lang. Die Struktur des Stuhlgangs ist gleichmäßig ohne Abweichungen durch Blutbeimengungen oder unverdaute Speisereste. Der Stuhl lässt sich problemlos absetzen, ohne dabei Schmerzen auszulösen oder starkes Pressen notwendig zu machen. Der Stuhlgang sollte ins Wasser der Toilette sinken und nicht auf der Wasseroberfläche schwimmen. Medikamente können sich allerdings auf die Konsistenz des Stuhlgangs auswirken. Entsprechende Hinweise findet man auf dem Beipackzettel.

Je nachdem, wie stark die Darminkontinenz ausgeprägt ist und welche Symptome auftreten, spricht man von Grad I bis III. Grad I bedeutet den unkontrollierten Abgang von Winden und Darmschleim mit leichter Wäscheverschmutzung, Grad II den unkontrollierten Abgang von flüssigem Stuhl und von Winden und Grad III den unkontrollierten Abgang von festem Stuhl, flüssigem Stuhl und von Winden. Die Ursachen dafür haben nicht immer mit der Beckenbodenmuskulatur zu tun. Das ist nur dann der Fall, wenn es sich um eine muskuläre Störung handelt, also eine Schwächung der Muskulatur, die an der Stuhlspeicherung und -ausscheidung beteiligt ist. Sie kann durch eine Schädigung des Schließmuskels entstehen, beispielsweise durch Dammriss, nachlassende Gewebeelastizität im Alter, eine allgemeine Beckenbodenschwäche oder Verstopfung. Andere mögliche Ursachen für Stuhlinkontinenzen sind neurologische oder sensorische Störungen sowie Störungen der rektalen Speicherfunktion bei chronischen Darmerkrankungen.

Um die Ursache für das Beschwerdebild herauszufinden, führt der Arzt zu Beginn eine Anamnese durch. Die Patientin berichtet dabei genau über ihr Beschwerdebild und andere Erkrankungen. Die Symptome geben oft schon einen Hinweis darauf, wo die Schädigung genau zu finden ist. Unwillkürlicher Abgang von Winden und flüssigem Stuhl lassen eine Schädigung des inneren Schließmuskels vermuten. Eine Verletzung des äußeren, willkürlich arbeitenden Schließmuskels hat je nach Grad der Schädigung eine schwere Inkontinenz sogar schon bei festem Stuhlgang zur Folge. Im Weiteren wird dann eine anorektale Diagnostik mit unterschiedlichen Untersuchungsmethoden durchgeführt. Neben der geräteunterstützten Diagnostik – Magnetresonanztomografie (MRT) und Ultraschall – ist auch ein Stuhlgangstagebuch wichtig. Hierbei notieren die Patienten alle Geschehnisse des Tages über mehrere Tage hinweg.

Als therapeutische Maßnahme bei beckenbodenmuskulären Problemen wird dann, je nach Schweregrad, in den meisten Fällen der konservative Weg empfohlen. Hierbei handelt es sich um gezielte physiotherapeutische Behandlungsmethoden mit und ohne Einsatz der Elektrostimulation und des Biofeedbacktrainings. Gegebenenfalls kommt eine medikamentöse Behandlung in Betracht, um zum Beispiel die Durchfallneigung zu regulieren. Ein wesentlicher Faktor bei der Therapie der Stuhlinkontinenz sind die Ernährungsberatung und das Toilettentraining. Flohsamen und andere ballaststoffreiche Nahrungsergänzungsmittel wirken unterstützend, Änderungen im alltäglichen Verhalten führen meist schon zu wesentlicher Verbesserung der Symptomatik.

In selteneren Fällen und besonders dann, wenn konservativ keine Zufriedenheit erreicht wird, kann operativ mit einer Levatorplastik mit Sphinkterrekonstruktion eingegriffen werden.

Schrittmacher (sakrale Nervenstimulation) und Kunststoffmanschetten (künstliche Sphinkter) werden als Schließmuskelersatz integriert. Im Falle eines Rektumprolaps werden vorgefallene Anteile des Enddarms wieder zurückverlegt und mit Netzen (Meshes) neu fixiert.

»Ich steh immer so unter Spannung« – Eine hypertone Beckenbodenmuskulatur

Was bei der geschwächten Beckenbodenmuskulatur zu wenig an Spannung vorhanden ist, weisen Patientinnen, die an einem hypertonen Beckenboden leiden, zu stark auf. Eine hypertone Beckenbodenmuskulatur bedeutet eine Verspannung, die einen Beckenschmerz auslösen kann. Dieser Schmerz wird unterschiedlich empfunden: in der Vagina, im Anus, an der Harnröhre. Symptomatisch sind verkürzte, verhärtete und schmerzhafte Beckenbodenmuskeln.

»Niemals fühle ich mich ganz leer« – Anismus

Aurelie: Bei jedem Stuhlgang habe ich große Probleme bei der Entleerung. Die Analmuskeln entspannen sich einfach nicht, um den Darminhalt freizulassen, sondern ziehen sich zusammen. Auch wenn ich versuche, ganz entspannt zu sein, muss ich Druck ausüben, um den Darminhalt abzugeben. Immer habe ich das Gefühl, es bleibt etwas in mir.«

Unter Anismus wird die fehlende Entspannung des äußeren Darmschließmuskels (Sphincter ani externus) und/oder der Beckenbodenmuskulatur (Musculus Puborectalis) mit dem gleichzeitigen Drang zur Stuhlentleerung verstanden. Damit wir Stuhlgang haben können, ist es zwingend notwendig, dass zum einen der Schließmuskel des Darms entspannt und damit die Passage freigibt. Zum anderen ist es wichtig, dass der Musculus puborectalis als Teil der Beckenbodenmuskulatur (Diaphragma pelvis) sich entsprechend entspannt, um den sogenannten anorektalen Winkel zu vergrößern.

Beim Anismus ist das nicht der Fall. Der Verschlussmuskel verengt sich hier während der Stuhlentleerung (Defäkation), und die innere Ebene der Beckenbodenmuskulatur entspannt sich nicht adäquat, um den Stuhlgang überhaupt weiter in Richtung Ausgang passieren zu lassen. Dadurch entsteht ein Stuhlverhalten, das wiederum eine Verstopfung begünstigt oder auch auslöst. Dadurch verbringen betroffene Menschen enorm viel Zeit auf der Toilette, um sich zu erleichtern. Von dem gewünschten »einfach« geschehen lassen kann nicht die Rede sein. Schmerzen und eine inkomplette Darmentleerung sind häufig kombiniert. Menschen, die unter diesem Krankheitsbild leiden, empfinden verständlicherweise einen enorm hohen Druck. Sie leiden meist unter Stress und Angst vor Schmerz, während sie ihr »großes Geschäft« verrichten wollen. Das Gefühl des blockierten Ausgangs ist vorherrschend.

Suchen betroffene Patienten einen Arzt auf, wird eine eingehende Untersuchung stattfinden. Nach Beschreibung des Beschwerdebildes können unterschiedliche diagnostische Mittel angewandt werden. Palpationen, Defäkografie, Beckenbodenelektromyogramm und unter Umständen eine Magnetresonanztomografie (MRT) können zur Diagnose beitragen. Sind bösartige Geschwulste im Darm ausgeschlossen und handelt es sich nicht um ein Symptom einer zentralen Erkrankung, die einen Spasmus in dieser Region auslöst, wird die Diagnose Anismus gestellt. Das ist in der Regel eine funktionale Störung, die eine Auslassbehinderung für den Stuhlgang darstellt. In der Therapie wird dementsprechend auf eine Änderung der Verhaltensmuster hingearbeitet. Das A und O der Therapie fußt auf dem Erlernen von Entspannungstechniken – lokal und ganzheitlich. Neben entspannenden Übungssequenzen ist es wichtig, Betroffene in der Physiologie der Stuhlentleerung zu schulen und aufzuklären. Der Einsatz von Biofeedback-Therapie führt zu guten Ergebnissen. Eine intensive Ernährungsberatung mit Überprüfung der Trinkmenge, mehr ballaststoffreicher Kost und Eliminierung von Medikamenten, die eine Verstopfung begünstigen, sowie eine Reduktion oder sogar ein Verzicht auf abführende Mittel stehen ebenfalls im Zentrum der Beratung.

Alle Maßnahmen, die der Entspannung dienen, sind indiziert: Balneotherapie, Yoga, autogenes Training, progressive Muskelrelaxation, sanfte Bewegungstherapie. Mit am wichtigsten ist aber, dass die Patientin ihre Aufenthaltsdauer auf der Toilette und damit die »langen Sitzungen« verkürzt, um die Beckenbodenmuskulatur nicht noch zusätzlich zu beanspruchen. Auch eine hockende Haltung während des Stuhlgangs einzunehmen – Hocker- oder Hocktoilette – kann helfen. Dies vermindert den Kraftaufwand für die Defäkation.

Ein vielversprechender Tipp: Sprechen Sie ergänzend in der Endphase der Defäkation ein langes, sanftes Aaah. Öffnen Sie dabei den Mund und lassen Sie den Ton bis in den Beckenbodenbereich hinein öffnend wirken.

Maura: »Als ich zum ersten Mal meine Periode bekam, konnte ich keine Tampons einführen. Ich habe das Problem zunächst auf Überforderung mit der neuen Situation und mangelnde Erfahrung geschoben. Als ich meinen ersten Freund hatte, mit dem ich gern Sex gehabt hätte, zeigte sich das ganze Problem: Er konnte mit seinem Penis nicht in mich eindringen. Ich hatte solche Schmerzen. Es fühlte sich wirklich an, als hätte ich gar keinen Scheideneingang. Später habe ich aus Scham versucht, sämtliche intime Beziehungen zu meiden. Bis ich meinen jetzigen Mann kennenlernte: Ich war wild entschlossen, mich um das Problem zu kümmern, und habe mir endlich eine Therapeutin gesucht.«

Frauen, die unter Vaginismus leiden, müssen sich nicht selten Vorwürfe anhören oder werden nicht ernst genommen. Empfehlungen lauten dann: Entspannen Sie sich mal. Ein Glas Wein kann helfen. Oder: Wenn der Richtige kommt, dann geht es schon.

Doch ein Spasmus oder Krampf, der den Eingang der Scheide (Introitus Vagina) derart verschließt, dass ein Eindringen in die Scheide erschwert bis unmöglich ist, ist nichts Ausgedachtes, sondern ein handfestes Beschwerdebild. Eine Verkrampfung der die Scheide umgebenden Beckenbodenmuskulatur – insbesondere im unteren Drittel der Vagina – und der Dammmuskulatur verursacht die Verkrampfung. Je nach Ausmaß ist der Betroffenen damit weder das Einführen eines Tampons noch eines Fingers schmerzfrei möglich. Auch gynäkologische Untersuchungen oder die Penetration durch den Penis ist ohne Schmerz nicht denkbar, obwohl beim Sex Lust empfunden wird. Die Ursachen können sowohl organischer als auch seelischer Art sein.

Wenn keine körperlichen Ursachen zugrunde liegen, wie beispielhaft eine Entzündung oder traumatische Verletzungen im kleinen Becken, ist die Ursache wahrscheinlich psychologisch. Falsche Vorstellungen, schlechte Erfahrungen, vorangegangene Verletzungen, traumatische Erlebnisse in der Vergangenheit durch körperlichen oder seelischen Missbrauch oder eine schmerzvolle und/oder gewalttätige Geburt sowie Probleme mit dem Partner können ursächlich dafür sein, dass die Betroffene unter einer derart starken schmerzhaften Verkrampfung leidet.

Besonders bewusst werden vielen Frauen die Beeinträchtigungen, wenn es um ein erfülltes Intimleben geht. Etwas, das eigentlich Freude und Vergnügen bereiten soll, ist hier durch große Schmerzen negativ besetzt. Das Problem betrifft nicht nur die Frauen selbst, sondern auch Partner oder Partnerin. Trotz dieses massiv beeinträchtigenden Beschwerdebildes wenden sich betroffene Frauen aber nicht zwangsläufig an den Arzt ihres Vertrauens. Dafür braucht es ein sehr gutes Vertrauensverhältnis.

Als Therapie werden Übungssequenzen angeboten, die der Betroffenen ein Erleben ohne Schmerz erfahrbar machen. In der Bewegungslehre stehen vor allem vorsichtige Dehnungen des Beckens und seiner umgebenden Muskeln im Vordergrund. Körperwahrnehmungsübungen finden hier ebenso Platz. Manchmal ist es ratsam, einen Sexual- und/oder Psychotherapeuten hinzuziehen. In Gesprächen können Ursachen für die Verkrampfungen ausfindig gemacht werden. Unter Umständen werden auch Partnerberatungen durchgeführt. Die Vorgehensweise ist extrem individuell und abhängig von den Ursachen, die das Beschwerdebild auslösen. Behutsamkeit ist das oberste Gebot.

»Es brennt schrecklich« – Vulvodynie

Birgit: »Ich leide seit Jahren an chronischen Schmerzen in der Scheide. Es brennt schrecklich, und die Scheide schwillt ab und zu stark an. Sex ist überhaupt nicht möglich, was mich sehr quält, denn ich habe einen lieben Partner. Wenn ich zum Arzt gehe, werden abwechseln Pilze, Bakterien oder Viren festgestellt und dann behandelt. Aber auch wenn gerade mal nichts diagnostiziert wurde, brennt es immer. Ich renne von Arzt zu Arzt und frage mich: Wer kann mir helfen?«

Wenn Frauen von einem permanenten Schmerz ihres äußeren Genitale, mal brennend, mal drückend oder ziehend sprechen, wird dies in der Medizin als Vulvodynie bezeichnet. Kaum vorstellbar, was Frauen, die an einem solchen Symptomkomplex leiden, aushalten müssen. Die Schmerzen treten ohne erkennbare organische Ursachen auf. Es handelt sich um einen brennenden, stechenden Schmerz, der gegebenenfalls schon durch das Tragen einer Unterhose ausgelöst wird. Längeres Sitzen, erhöhter Druck auf den Intimbereich und ähnliche Berührungsreize – beispielsweise beim Fahrradfahren – lösen die Schmerzattacken aus.

Das chronische Schmerzbild, welches mal mehr, mal weniger ausgeprägt das tägliche Leben der Betroffenen bestimmt, führt meist in der Folge zu einer hypertonen, also verspannten Beckenbodenmuskulatur. Dies wiederum kann Folgen für Harnblase und Darm haben. Es kann durch den Schmerz ausgelöst zu Entleerungsstörungen von Urin und Stuhlgang kommen. Da der Schmerz im Bereich der Vulva auftritt und gelegentlich auch bis zum Anus ausstrahlt, ist auch das sexuelle Ausleben mit hohen Schwierigkeiten und Schmerzen verbunden oder gar nicht möglich.

Die Ursachen für die Vulvodynie sind bis heute noch nicht endgültig geklärt. Es gilt herauszufinden, welche Struktur betroffen ist, und zunächst organische Ursachen auszuschließen. Betroffene sollten nicht müde werden, auf eine genaue diagnostische Abklärung zu drängen, die durch Urologen, Gynäkologen, Hautärzte, Neurologen, Urogynäkologen, Physiotherapeuten und Osteopathen vorgenommen wird. Psychische Belastungen sollten durch eine Psycho- oder Sexualtherapie gemindert werden.

Die Therapie stellt sich durch die zahlreichen möglichen Ursachen ebenfalls facettenreich dar. Medikamente, die die Verkrampfungen lösen und schmerzhemmend wirken, Biofeedback, Triggerpunktmassage, Akupunktur, Entspannungsübungen (Lösungstechniken, autogenes Training, progressive Muskelrelaxation), allgemeine Bewegungstherapie und sportliche Aktivitäten integrieren den gesamten Körper in seiner Dynamik und nehmen dadurch physiologisch Einfluss auf die Bauchkapsel und die Atmung.

»Das ist leider unumgänglich« – Wann eine Operation nötig ist

Hilde: »Da bei mir eine Blasensenkung festgestellt wurde und keine konservative Therapie half, wurde eine Operation durchgeführt. Dabei wurde die Blase hochgehoben. Meine Inkontinenz war damit behoben. Danach machte ich Beckenbodentraining mit Stimulationselektrode und Biofeedback. Jetzt habe ich eine Rektozele entwickelt und soll wieder operiert werden. Ich frage mich natürlich, ob sich das vermeiden lässt oder unumgänglich ist.«

Es kann sein, dass eine Operation notwendig ist. Nur bei wenigen Diagnosen ist dies eindeutig, bei vielen Beschwerdebildern hingegen ist der persönliche Leidensdruck eine wesentliche Operationsindikation. Der Fokus auf das Befinden der Patientin und ihre Toleranz im Umgang mit den Beschwerden ist heute, mehr als früher, ausschlaggebend für den Rat des Arztes, eine Operation durchzuführen.

Wann ist eine Operation nicht zu vermeiden?

- Bei chronischen Entzündungen der Beckenbodenorgane oder des -gewebes (Nekrosen),
- bei schmerzhaft ausgedehnten Verletzungen der Scheidenwände (Ulzerationen),
- bei vollständigem Vorfall von Organen (Totalprolaps),
- bei kontinuierlichen Stauungen im Blasensystem (Ischurie),
- bei starkem Verhalten des Urins,
- bei ausgeprägter Restharnbildung,
- bei akuter Harnröhrenverlegung mit Rückstauung von Urin in die Blase und Niere (Notfallmaßnahme: Einmal-Katheterisierung, Pessarversorgung bis zur Operation),
- bei vollständigem Fehlen des Sexuallebens wegen Schmerzen oder anatomischer Unmöglichkeit.

Nicht für alle operierten Beschwerdebilder liegen statistische Daten vor. Eine Senkungsoperation, wie die Scheidenplastik (Kolporrhaphie) und Beckenbodenplastik, liegt immerhin auf Rang 46 der 50 am häufigsten durchgeführten vollstationären Operationen im Jahr 2018 laut Gesundheitsberichterstattung des Bundes. Mehr als 85 000 Patientinnen unterzogen sich 2018 in Deutschland dieser Operationsart, weshalb sich daran gut grundsätzliche Entwicklungen im operativen Bereich beschreiben lassen. Grundlegend macht die Operationstechnik enorme Fortschritte. Entschließt sich die betroffene Patientin gemeinsam mit ihrem Arzt zu einer Operation, wird die Auswahl der Operationsmethodik speziell auf sie abgestimmt. Orientierung liefern hierzu die Leitlinien der gynäkologischen Gesellschaften. Je nach Schädigung wird das Operationsgebiet festgelegt und den entsprechenden Kompartimenten zugeordnet.

Im vorderen Kompartiment prägen sich alle Probleme der vorderen Vaginalwand, der Harnblase oder der Harnröhre aus. Das mittlere Kompartiment betrifft den Gebärmutterhals, die Gebärmutter und den Douglas-Raum. Wurde die Gebärmutter bereits operativ entfernt (Hysterektomie) und es kommt wiederum zu einem Herabsinken des Vaginalstumpfes, dann betrifft dies ebenfalls das mittlere Kompartiment. Alle Problemlagen der hinteren Vaginalwand und des Enddarms zählen zum hinteren Kompartiment. Entweder geschieht die Operation durch die Scheide (vaginal) oder über die Bauchdecke (abdominal). Je nach Ausmaß der Erkrankung und der vom Operateur bevorzugten Operationsmethode wird ein größerer Zugang (Bauchschnitt) benötigt oder mithilfe der sogenannten Schlüssellochtechnologie (Laparoskopie) operiert.

Die gängigsten Operationstechniken, die Ihnen womöglich begegnen, nennen sich:

- vordere Scheidenplastik (Colporrhaphia anterior),
- hintere Scheidenplastik (Colporrhaphia posterior),
- Gebärmutterentfernung (vaginale oder abdominale Hysterektomie) und
- Fixierung der Scheide an der Beckenwand (paravaginale Kolpopexie).

Diese Operationen werden wahlweise in Vollnarkose oder Spinalanästhesie, aber auch unter Lokalanästhesie durchgeführt.

Ziel der Operationen ist eine Wiederherstellung der Funktions- und Halteweise der betroffenen und/oder verletzten Strukturen. Je nach Art und Operationstechnik wird zusätzlich mit Netzen, sogenannten Meshes, gearbeitet. Die Erfolgschancen sind je nach Eingriff unterschiedlich, aber in der Regel gut bis zufriedenstellend.

Trotzdem birgt jede Operation ein Risiko, und unter Umständen sind auch zwei Meinungen vor der Entscheidung hilfreich. Es gilt abzuwägen: Wie hoch ist die Chance, dass die Operation gelingt? Kann ich nicht mehr mit dem Istzustand auskommen? Will ich eine nachhaltige Veränderung? Gehe ich das Risiko ein? Zu den Operationsrisiken in der Gynäkochirurgie zählen das Nichtgelingen der Operation, Nachblutungen, Verletzungen der umgebenden Strukturen wie Harnblase, Nerven oder Darm, Vernarbungen, postoperative Infektionen, die postoperative Verengung der Scheide, intravaginale Schmerzen bei Penetration, Inkontinenz, Abstoßungsreaktionen gegenüber dem Netzmaterial sowie Wiederkehr der Symptomatik (Rezidiv). Statistisch gesehen benötigen in der Gruppe der operierten Frauen circa ein Drittel weitere Operationen, weil das Ergebnis der ersten Operation nicht zufriedenstellend war oder es zu einer Wiederkehr der Symptomatik kam. Gerade das Rezidiv ist eine ernst zu nehmende Gefahr. Daher gilt: Unabdingbar für alle Formen der Operationstechniken ist die Nachsorge. Ein Training und die Therapie der Beckenbodenmuskulatur unter beckenbodentherapeutischen Aspekten ist hier mindestens genauso wichtig wie bei einem Vorgehen ohne Operation. Es heißt also am Ball bleiben und behutsam und trainierend im Alltag mit dem Beckenboden umgehen.

6 »Als habe man mir den Stecker rausgezogen« – Psyche/Psychosomatik

Wir erkennen, wie Beckenbodenbeschwerden zum Verlust von Lebensenergie führen, denn sie betreffen viele sensible Lebensbereiche. Wir lernen, wie sich diese Energie auftanken lässt.

Vera: »Ich merke, wie mich meine Beckenbodenprobleme immer wieder runterziehen. Ich bin traurig, dass das gerade mir passieren muss. Und wütend, dass ich erst so erkenne, dass ich mich um mich kümmern muss. Aber ich will mich nicht nur von meinen Gefühlen bestimmen lassen, sondern auch was tun, damit es wieder besser wird. Wenigstens, dass ich alles versuche, um gut damit zu leben.«

Viele Frauen probieren lange, ihre Beckenbodenprobleme selbst in den Griff zu kriegen. Das gelingt nicht immer, manche sprechen davon, dass ihnen die Energie fehlt. Das ist kein Wunder: So ein Beckenboden ist eigentlich wie ein Topf gedacht. Was aber geschieht mit einem Topf, dessen Boden undicht ist? In ihm lässt sich kein Wasser sammeln. Keine Energie, keine Kraft, keine Lust.

Eine gute Therapie ist die gezielte Anleitung zu körperlichem Training und gleichzeitig ein Ort, an dem Ängste und Sorgen angesprochen werden können. So entsteht das Gefühl: Jemand versteht mich. Ich schaffe das. Das kann wieder gut werden. Aus dem Kreislauf von körperlichen Beschwerden, Ohnmacht und Einschränkungen können Sie herausfinden. Es gilt, wieder in Schwung zu kommen. Dann bessert sich auch die Stimmung.

Es geht darum, eigene Ressourcen zu finden, um ins Handeln zu kommen. Es ist wichtig, sich nicht als ausgeliefert und ohnmächtig zu empfinden. Etwas tun zu können fühlt sich viel besser an. Wenn dann noch Erfolge zu sehen sind – und das ist bei den meisten Beschwerdebildern bei steter Übung rasch der Fall –, pusht das zusätzlich.

So können nach und nach nicht nur die Verhältnisse im Beckenboden wieder passen, sondern es kann insgesamt die Energie wiederkehren. Denn die verabschiedet sich sukzessive bei vielen Beckenbodenerkrankungen. Viele Frauen fühlen sich, als habe man ihnen »den Stecker rausgezogen«. Saft- und kraftlos, erschöpft. Erst wenn Fortschritte in der Beckenbodenproblematik – auf körperlicher oder manchmal auch »nur« auf mentaler und kommunikativer Ebene – erkennbar sind, wird wieder Lebensenergie für andere Dinge frei.

Das ist logisch: Beschwerden im Beckenboden erfordern viel Energie. Diese wird benötigt, um den Beckenbodenbereich körperlich zu stabilisieren und mit der Problematik emotional zurechtzukommen. So werden Energiereserven abgeschöpft, die Ihnen ohne diese Erkrankung für andere Tätigkeiten zur Verfügung stehen würden. Viele Beckenbodenbeschwerden sind im übertragenen Sinne ein Energieleck.

Bei Inkontinenzbeschwerden ist das Leck sogar wortwörtlich zu nehmen: Das Unvermögen, Urin oder Stuhl zu halten, führt zu einer überaus belastenden Situation, die Betroffene ins Abseits stellt. Wer spricht schon gerne darüber, dass er hin und wieder oder regelmäßig die Kontrolle über das Speicherorgan Harnblase oder Darm verliert. Feuchte bis nasse Unterhosen und die damit verbundene Geruchsentwicklung bringt Menschen dazu, die Öffentlichkeit zu meiden. Die ständige Orientierung auf eine Toilette, die Notwendigkeit, Slipeinlagen oder volumenreiche Binden zu tragen, verunsichert. Viele Patientinnen verschweigen ein solches Problem und ziehen sich zurück. Diese Isolation in den eigenen vier Wänden ist zunächst ein probates Mittel. Allerdings vergesellschaftet sich dies häufiger mit depressiver Verstimmung oder Depression. Hinzu kommt, dass der Beckenboden mit abnehmender Mobilität noch reaktionsärmer wird. Die kontinenzsichernden Strukturen im Becken lassen nach. Ein Teufelskreis mit körperlichen Symptomen, aber vor allem mit immensen psychischen Auswirkungen.

Frauen mit Senkungsbeschwerden oder einem reaktionsarmen Beckenboden formulieren ebenfalls oft unbewusst ein Leck: Sie sprechen von einem Gefühl, stets nach unten offen zu sein. Das ist weder ergonomisch noch ökonomisch. So kann ein Körper mit seiner Energie nicht gut haushalten. Durch das Beckenbodentraining aber aktivieren Sie die Heilungskräfte des Körpers.

Das ist in allen Lebensphasen wichtig, besonders jedoch in und nach Schwangerschaft, Geburt und Stillzeit. Denn nicht nur bei Beckenbodenbeschwerden, sondern auch insgesamt ist das eine Zeit großer Verletzlichkeit, die in vielen Kulturen durch Energie spendende Maßnahmen unterstützt wird. In China beispielsweise wird besonderes Augenmerk auf die Energieversorgung junger Mütter gelegt: mit dem sogenannten warmen Monat. In traditionellen Haushalten wird die junge Mutter ordentlich umhegt und gepflegt. Die Frauen sollen warm liegen, sich nicht anstrengen und erhalten gute Essenzen – wie die berühmte Wochenbett-Hühnersuppe –, um ihr Energieniveau hoch zu halten. Ein weiblicher Körper leistet nämlich in vielen Lebensphasen Hochleistungssport und braucht entsprechende Unterstützung.

Stets gilt es also, gut auf den eigenen Körper zu hören. Wenn Sie feststellen, dass Ihr Energielevel im Laufe des Tages oder auch an bestimmten Tagen insgesamt absinkt, dann ist dies ein deutliches Signal, eine Pause einzulegen und dem Beckenboden und seinen Bedürfnissen Vorrang einzuräumen. Mit zunehmender Übungsdauer verschiebt sich dieser Punkt der Erschöpfung sowohl in Intensität als auch im zeitlichen Beginn immer mehr nach hinten.

Viele Frauen tun sich schwer, sich diese Selbstfürsorge zu erlauben. Doch psychische Belastungen und psychosomatische Symptome sind keine »Spinnerei«, sondern ernst zu nehmende Begleiterscheinungen der Beckenbodenerkrankungen. Auf diese Markierungen zu achten bedeutet, dass Sie auf dem richtigen Weg sind. Machen Sie definitiv weiter so – im Sinne Ihrer Lebensqualität. Versuchen Sie, die Beckenbodenproblematik nicht nur als Belastung, sondern vor allem als Chance zu begreifen, sich selbst in den Mittelpunkt zu stellen.

7 »Ich hab keine Ahnung, was das sein könnte« – Diagnostik

Wir begreifen, dass Diagnostik nicht nur ärztliche Pflicht ist, sondern uns hilft, Fortschritte zu erkennen und Mut zu schöpfen.

Astrid: »Ich hatte einen klaren Verdacht, was Tanja hatte. Sie hatte gutes Körpergefühl bewiesen und war in der Lage gewesen, mir präzise zu beschreiben, wie sie sich fühlte. Aufgrund der beschriebenen Beschwerden tauchten vor meinem inneren Auge die Bilder aus dem Gynäkologieunterricht auf: Zystotele, Rektozele, Uterusprolaps. War eine Struktur betroffen oder alle? Mit Tanja konnte und sollte ich meine Vermutungen nicht diskutieren. Ich sagte ihr, sie müsse zu einem Facharzt gehen. Dieser habe die entsprechenden diagnostischen Möglichkeiten. Ich aber wäre da, wenn sie nach der Diagnose Unterstützung brauche. Eine Woche später war sie wieder bei mir – wir konnten mit der Behandlung beginnen.«

Mit dem Wort Diagnose verbinden wir meist ärztliches Handeln. Aber der Wortursprung heißt nur: »Entscheidung« oder »Unterscheidung«. Diese Verantwortung hat jede, und sie ist für jede zumutbar, möglich und hilfreich. Diagnostisch tätig können also nicht nur Ärzte sein, auch Physiotherapeuten und besonders betroffene Frauen sollten im Rahmen ihrer Kompetenzen Diagnosen stellen.

Ärztliche Diagnosestellungen müssen persönlich erfolgen. Kein seriöses Buch kann Ferndiagnosen anhand eines Beschwerdenkatalogs stellen. Erste Ansprechpartner bei Beckenbodenbeschwerden sind Gynäkologen, an vielen Orten gibt es Beckenbodenzentren mit Fachärzten, die eine entsprechende Spezialisierung haben.

Physiotherapeuten haben zumeist ein ganzheitliches Gesundheitsverständnis – und Spezialisierungen. Ein Blick in das Therapeutenverzeichnis oder auf die vielfach vorhandenen Internetpräsenzen gibt Aufschluss über die Fortbildungen von Physiotherapeuten.

Auch Hebammen sind Spezialistinnen für den Beckenboden, das heißt im Umfeld von Schwangerschaft und Geburt wichtige Ansprechpartnerinnen.

Oft geben sie alle aufgrund komplexer Beschwerden wertvolle Hinweise auf mögliche Ursachen, gegebenenfalls auch Hinweise, welche Fachärzte die richtigen Ansprechpartner sein könnten. Gleichzeitig ermutigen sie Frauen, selbst aufmerksame Beobachterinnen und Spezialistinnen für ihren Körper zu werden.

Die Frauen, diese wichtigen Diagnostikerinnen für sich selbst, werden in diesem Zusammenhang nämlich allzu oft vergessen. Ein gutes Körpergefühl, Wissen um den eigenen Körper und seine normalen, aber auch ungewöhnlichen Veränderungen sind zentral. Sie dürfen sich dazu anspornen, sich selbst gut zu beobachten, zu analysieren und darauf zu reagieren. Selbst diagnostisch tätig zu sein bedeutet: zwischen üblichen und Missempfindungen zu unterscheiden und dann zu entscheiden, welchen Weg man mit wem gehen möchte.

Die Diagnose ist nur der erste Schritt, für die meisten Beschwerden gibt es verschiedene Wege und mehrere Behandlungsmöglichkeiten. Oft sollten mehrere kombiniert werden oder nacheinander ausprobiert oder erwogen werden. Es gibt immer Möglichkeiten, den gegenwärtigen Zustand zu verbessern beziehungsweise ihn zu stabilisieren. Am besten erstellt man einen auf die eigenen Befunde, die eigenen Lebensgewohnheiten und die eigenen Möglichkeiten abgestimmten Verhaltensplan.

Beckenbodentraining und eine Aktivierung des generellen Trainingszustandes Ihres Beckenbodens werden Besserung bringen. Eine Aktivierung der muskulären Kraft im kleinen Becken und der Bauch- und Rückenmuskulatur sind Grundlage für alles.

Eine Operation kann möglicherweise eine entscheidende Grundlage sein, ein erster Schritt. Oder aber ein letzter Ausweg, wenn alle anderen Methoden nicht ausreichend Linderung bringen. Aber sie kann niemals das alleinige Mittel der Wahl sein. Der Beckenboden ist ein ausgezeichnetes Symbol für uns als Frauen: vielschichtig, komplex und für viele Arten von Aufmerksamkeit offen.

Die innere Haltung ist darum wichtig: Eine Diagnose kann als Startschuss verstanden werden – auf die Plätze, fertig, los –, um gezielt zur Verbesserung der Lage beizutragen. Dabei ist nichts zu verlieren, aber alles zu gewinnen.

»Du spürst richtig den Muskelzuwachs« – Perfect Testing

Wir erhalten ein Instrument, um den Aufbau der Beckenbodenmuskulatur zu messen.

Lina: »Ich wollte gerne die Tastuntersuchung lernen und habe vor Kurzem eine Physiotherapeutin gefunden, die mir das mithilfe von Zeichnungen erklärt hat. Zu Hause brauchte ich wirklich Ruhe, um mich darauf einlassen zu können. Aber nachdem ich nun einige Male getestet habe, ist mein inneres Bild meines Beckenbodens viel klarer. Ich weiß jetzt viel besser, was und wie ich üben soll. Passende Übungen bekam ich auch gleich.«

Um den Kraftzuwachs der eigenen Beckenbodenmuskulatur überprüfbar zu machen, ohne auf andere angewiesen zu sein, ist das Testing ein geeignetes Instrument. Es gibt zwei mögliche Varianten. Die eine ist das einfache Testing: eine vereinfachte und schnelle Art der Überprüfung der Ruhespannung im Beckenboden. Die zweite Variante ist das Perfect Testing: Es dient dazu, den Kraftzuwachs differenziert darzustellen. Bei diesem Test werden Ruhespannung, Ausdauer, Schnelligkeit sowie An- und Entspannung bewertet. Für welches der beiden Testverfahren sich die Patientin entscheidet, ist ihr selbst überlassen. Um Therapieerfolge jedoch bestmöglich zu dokumentieren und würdigen zu können, ist das umfangreiche Perfect Testing günstiger.

Für beide Verfahren gilt: Die Umstände des Testings sollten immer gleich sein. Um verlässliche vergleichbare Testergebnisse zu erhalten, ist es wichtig, auf folgende Parameter zu achten:

- wöchentliche Überprüfung,
- gleiche Uhrzeit,
- gleiche Umgebung,
- gleiche Finger des Testings,
- gleiche Ausgangsstellung (Rückenlage, Sitzen, Stehen).

Das Testing schult die eigene Wahrnehmung, es macht die Topografie der eigenen Beckenbodenmuskulatur erfahrbar. Das gelingt oft nicht gleich beim ersten Mal in voller Ausprägung, aber mit der stets wiederkehrenden Überprüfung wird einerseits das Mysterium des weiblichen Beckenbodens aufgelöst und andererseits der Kraftzuwachs durch das Training deutlich.

Im ärztlichen Bereich gibt es weitere Untersuchungsinstrumente – Perineometer (luftgefüllter Ballon), Dynamometer (Speculum) – sowie Untersuchungsmethoden – Elektromyografie (elektrische Ableitungen der Muskelkraft), Ultraschall (Miktionsdarstellung) und Magnetresonanztomografie (MRT, Organlage und Füllungszustände). Das Perfect Testing ist jedoch die einfachste, unkomplizierteste und dabei völlig kostenlose Untersuchungsmethodik mit dem großen Vorteil, dass sie in häuslicher, geschützter Umgebung stattfinden kann. Das ist wichtig, denn die Bereitschaft der Frau, genau im Moment des Testings entsprechende Kontraktion im Beckenbodenbereich aufbauen zu wollen und zu können, beeinflusst das Ergebnis. Das Moment Scham ist ein nicht zu vernachlässigender Faktor, der zu Hause wegfällt.

Trotzdem bedienen sich auch Gynäkologen dieses Testings bei fast jeder Untersuchung mit der Zielsetzung, den Tonus der Beckenbodenmuskulatur zu erfahren. Referenzwerte entstehen bei ihnen durch den Vergleich Hunderter Untersuchungsbefunde, bei Ihnen zu Hause durch den Vergleich der wiederholten Tests.

Begeben Sie sich in die Ausgangsstellung. Mein Vorschlag für ein bequemes Testing: Legen Sie sich in Rückenlage, beugen und stellen Sie die Beine dabei leicht auf. Führen Sie Ihren Finger – es sollte bei jedem Testing derselbe sein, bevorzugt der längste – sanft tastend in die Vagina ein.

Ruhespannung (P wie Power): Führen Sie Ihren Finger etwa fünf Zentimeter tief in die Vagina ein. Erfühlen Sie vorsichtig die vordere (in Richtung Bauch), die seitliche (in Richtung Bein) und die hintere Vaginalwand (in Richtung Rücken). Nehmen Sie die Temperatur und das Maß der Feuchtigkeit wahr. Ertasten Sie, sofern vorhanden, Narben aus vorangegangenen Verletzungen oder Vorwölbungen von Blase, Gebärmutter oder Enddarm bei Senkungserkrankungen. Manchmal ist auch eine im Enddarm vorhandene Kotsäule an der hinteren Scheidenwand spürbar. Insgesamt spüren Sie die Spannung, die in Ruhe in der Vagina herrscht. All diese Parameter notieren Sie sich und speichern Sie gedanklich ab.

Je häufiger Sie das Testing durchführen, desto deutlicher wird Ihr Bewusstsein für diesen »Normalzustand«. Schnüren Sie jetzt die Vagina so schnell wie möglich zehn Mal bei gleichbleibender Kraftaufwendung zusammen und definieren Sie die dabei empfundene Muskelkraft. Bewerten Sie diese auf einer Skala zwischen 0 (keine Kraft) und 5 (sehr starke Kraft). Beobachten Sie, ob die Muskelkraft bei den zehn Kontraktionen immer gleich bleibt oder ob sie nachlässt. Merken Sie sich die Zahl der gleichbleibend kräftigen Kontraktionen. Bei kontinuierlichem Training werden Sie feststellen, dass sich der Befund verbessert.

Außerdem nehmen Sie wahr, ob sich die Anspannung gleichmäßig verteilt. Lassen Sie sich Zeit und bemerken Sie: Gibt es einen Unterschied zwischen rechts und links? Wie sehr ist die Kraft zur hinteren Scheidenwand spürbar? Notieren Sie den Zahlenwert und Ihre Beobachtungen.

Ausdauer (E wie Endurance): Ihr Finger ist nach wie vor in der Vagina eingeführt. Der zweite Bewegungsauftrag lautet wie folgt: Schnüren Sie erneut die Vagina kräftig zusammen. Halten Sie dabei möglichst für zehn Sekunden den gleichen Muskeltonus aufrecht. Spüren Sie genau in den wahrnehmenden Finger hinein. Wie lange bleibt die ausgeübte Schnürkraft gleich? Volle zehn Sekunden? Oder ist trotz aller Anspannung nach wenigen Sekunden nur noch ein Teil der Ursprungskraft fühlbar? Merken Sie sich und notieren Sie den Zeitwert, in dem Sie volle Kraft gespürt haben.

Wiederholungen (R wie Repetitions): Der Finger ruht immer noch in der Scheide. Die eben durchgeführte Übung zur Ausdauer sollen Sie nun wiederholen. Tun Sie das so oft, wie Sie können, jeweils mit vier Sekunden Pause zwischen den »Einheiten«. Bauen Sie maximale Kraft auf und halten Sie diese, so lange es geht. Tun Sie dies maximal zehn Mal hintereinander, aber nur so lange, wie Sie noch gleichbleibende Kraft bei jedem Set spüren. Ein Beispiel: In der Ausdauerübung spürten Sie nach sieben Sekunden Kraftverlust. Das bedeutet, die Wiederholungsübung ist ebenfalls auf sieben Sekunden begrenzt. Wiederholen Sie die Siebenersets mit vier Sekunden Pause. Stellen Sie fest, wie viele Male Sie diese unter gleichbleibender Kraft durchführen können. Notieren Sie den Wert.

Schnell (F wie Fast): Machen Sie nach dem dritten Test eine Pause. Zählen Sie langsam bis 60 oder nutzen Sie eine Uhr für die einminütige Pause. Ihr Finger ruht nach wie vor in der Vagina. Führen Sie nun folgenden Test durch: Schnüren Sie Ihre Vagina zehn Mal hintereinander mit der gleichen maximalen Kraft wie eben. Lösen Sie die Spannung ganz kurz und spannen dann wieder an. Zählen Sie die Kontraktionen, bei denen Sie hintereinander ein gleichmäßiges Kraft- und Entspannungspotenzial entwickeln können. Notieren Sie den erreichten Wert.

Ihr PERFect-Testing ist nun zu Ende. Verwahren Sie die Ergebnisse, gewinnen Sie wöchentlich neue dazu und freuen Sie sich über Ihre Trainingserfolge im Laufe der Wochen, Monate und Jahre.

8 »Besser jetzt als nie« – Beckenbodentraining

Wir können beruhigt sein: Zu spät ist es nie. Jeden Tag, den wir nutzen, um dem Beckenboden Gutes zu tun, ist ein gewonnener Tag. Im Training machen wir (fast) jeden Tag Fortschritte.

Amira: »Als ich nach der Geburt jedes meiner Kinder bei der Rückbildungsgymnastik war, habe ich vor allem daran gedacht, dass ich ein paar andere Mütter dadurch kennenlerne. Wir waren dann immer noch beim Bäcker gegenüber und haben Kaffee getrunken. Was in der Stunde erzählt wurde, schien mir zwar alles logisch, aber auch nicht so wichtig. Ich hatte die rosarote Brille auf – ich war glücklich mit dem Baby, und alles andere würde mit der Zeit schon werden. Die Übungen habe ich im Kurs mitgemacht, aber zu Hause nicht mehr. Zwischen Stillen, Wäschebergen und permanenter Müdigkeit hatte ich da nicht auch noch Lust drauf.«

Vielleicht ärgern Sie sich jetzt, da es Probleme gibt: »Hätte ich mal die Rückbildungsgymnastik ordentlich gemacht.« – »Hätte ich mich mal eher gekümmert.« – »Hätte ich mal …«

Das hält Sie in der Schuldfrage fest. Sehen Sie es anders: Wer sagt, dass das Problem nicht aufgetreten wäre, wenn Sie besser informiert gewesen wären? Glauben Sie, dass all die Menschen mit einem Bandscheibenvorfall vorher noch nie davon gehört haben, dass sie schwere Gewichte rückenschonend tragen sollen? – Jetzt ist die Einsicht da. Das ist besser als nie und definitiv ein hervorragender Anfang. Packen wir es an!

Natürlich gehört dazu in erster Linie die gezielte Beübung des Beckenbodens. Aber noch wichtiger ist es, das gesamte System in Schwung und Aktivität zu bringen. Nichts in unserem Körper funktioniert isoliert und unabhängig von anderen Systemen. Der Körper funktioniert nur im Zusammenspiel verschiedener Systeme und Organe. Jeder Spieler hat einen Gegenspieler, und beide könnten ohne die Existenz des Kontrahenten nicht agieren. Bei Muskeln ist das von extremer Bedeutung. Zwar gibt es für die Beckenbodenmuskeln keinen direkten Gegenspieler, jedoch ist das fein abgestimmte Miteinander mit den anderen Playern im Bauchkapselsystem unbedingt notwendig. Und noch eine Besonderheit gibt es im Beckenboden: Dessen Muskulatur leistet vor allem Feedforward-Arbeit: Muskelvorarbeit. Ein gutes Beispiel dafür ist das Niesen. Bevor man niest, kündigt sich das meist an. Über Regulationszentren im Gehirn können deshalb Muskelgruppen in Vorspannung gebracht werden. Die Beckenbodenmuskulatur tut genau das. Sie geht in Machdichbereitstellung. Dabei erhöht sich der Spannungszustand innerhalb der Muskulatur und ist gewappnet für das kommende Ereignis. Die Muskelfasern des Beckenbodens und anderer beteiligter Muskelgruppen reagieren rasch, um in Aktivität zu treten. Alle Systeme arbeiten vereint daran, reaktionsschnell agieren zu können, die Organe auf Position zu halten und uns vor Inkontinenz zu bewahren.

Durch die hier gezeigten Übungen, Wahrnehmungsschulungen und Integrationen täglich wiederkehrender Anforderungen an den Körper wird erreicht, dass sich die Aufmerksamkeit für Ihren Beckenboden erhöht. Das ist das eigentliche therapeutische Ziel für jede Frau, die vorbeugend aktiv sein möchte oder sich in Therapie begibt.

Neben den aufgeführten Übungen gibt es noch viele weitere, die Sie in großer Zahl im Internet finden. Die hier präsentierten

Übungen sind eine besondere Auswahl aus meiner langjährigen praktischen Erfahrung und können als Specials verstanden werden, die eine besondere Qualität haben und ohne therapeutische Anleitung genutzt werden können.

Dabei wird Ihr Therapieerfolg von vielen Aspekten abhängen: Ihrem Alter, dem Grad Ihrer Grunderkrankung, dem Ansprechen Ihres Körpers auf das Therapieangebot, Ihren Selbstheilungskräften und Ihrer Disziplin. Aber auch von Ihrer Zuversicht, Ihrem Willen und Ihrer Perspektive. Sicher ist, dass Sie Verbesserungen erreichen können, die Ihnen ein zufriedeneres Leben mit den Gegebenheiten Ihres Beckenbodens ermöglichen.

»Becken hoch« – Entlastungsübungen

Wir entlasten unseren Beckenboden im Alltag.

Judith: »Seit ich nicht mehr daran denke, wie das aussieht, sondern mich darauf konzentriere, wie gut es sich anfühlt, kann ich mir gar nicht vorstellen, wie ich Tage ohne ›Becken hoch‹ geschafft habe. Das ist so wichtig für mich, das Becken ab und an zu entlasten. Gerade an langen Tagen braucht es das einfach. Und meistens reichen ja schon fünf Minuten.«

Entlastung beginnt mit Beobachtung. Schließlich müssen Sie erst einmal wissen, wann Entlastung in besonderem Maße geboten ist. Es gilt, sich anzuschauen, wann die Beschwerden besonders deutlich sind. Oft ist das der Fall, wenn Sie viel auf den Beinen sind. Bevorzugt am Nachmittag und Abend, wenn der Körper schon eine ganze Menge geleistet hat. Dann sollten Sie

Pausen machen, die Sie dazu nutzen, Entlastungsübungen durchzuführen. Am Anfang der Therapie muss man dafür ein- bis zweimal pro Tag etwa fünf bis zehn Minuten einplanen, mehr geht natürlich immer. Später lassen sich diese Übungen leicht in den Alltag integrieren. Oberstes Ziel ist immer, eine gute Balance herzustellen zwischen Aktivitäten und angepassten Erholungsphasen. Entspannung ist mindestens genauso wichtig für die Beckenbodenmuskulatur wie die Anspannung. Nur entspannte Muskulatur ist in der Lage, sich auch adäquat anzuspannen.

Die folgenden Übungen dienen in erster Linie der Topografie, sie helfen also bei der passenden Lagefindung der Beckenorgane. Zudem entlasten sie dadurch die umgebenden Strukturen enorm, der Blut- und Lymphfluss wird positiv beeinflusst, es gelingt, den ganzen Beckenboden zu entstauen. Die Übungen mobilisieren, kräftigen und entspannen – alles gleichzeitig.

In der Akutphase, bei bestehenden Beschwerden, muss der Beckenboden die Chance haben, der permanenten Alltagsbelastung durch Stehen und Sitzen zu entrinnen. Dabei lassen Sie am besten die Schwerkraft helfen. Befindet sich der Beckenboden oberhalb jener Organe, die er tragen soll, kann er ausruhen. Dafür gibt es einfache, aber wirkungsvolle Übungen:

Suchen Sie sich einen ungestörten Platz. Bei der »Anbetung des Beckenbodenpropheten« – ein Ausdruck einer meiner Patientinnen – möchten Sie vielleicht unbeobachtet sein. Gerade auch, weil die Übungen intensiviert werden können, indem passende Laute dazu ausgerufen werden.

Alle folgenden Einheiten dienen der Verbesserung der Lage Ihrer Organe, der Entspannung und Entlastung sowie der Wahrnehmung Ihres Beckenbodens.

Für alle Übungen ist wichtig, dass sie eine Zeit lang gehalten, durchgeführt oder wiederholt werden. Das darf schon etwas anstrengend sein. Was aber auch spürbar wird: Der gesamte

Beckenbereich, vor allem die Scheide, zieht sich gleichsam ein Stück in den Körper hinein.

Ausgangsstellung ist bei manchen der folgenden Übungen die Knie-Ellenbogen-Lage. Diese Position ist besonders geeignet als Rückbildungsgymnastik, bei sämtlichen Senkungsbeschwerden, Belastungs-, Dranginkontinenz und der Mischform aus beiden Inkontinenzarten. Dabei ruht Ihr Kopf auf den Händen. Ihre Beine sind leicht geöffnet, Ihr Rücken hängt etwas durch. Auch ohne weitere Bewegungen kann diese Lage eingenommen werden, wenn Ihr Becken eine Verschnaufpause braucht.

Egal, welche Übung(en) Sie auswählen, beginnen Sie, indem Sie mit ordentlichem Druck über Ihr Kreuzbein streichen. Konzentrieren Sie Ihre Energie auf diesen Bereich.

Rotierender Po

Gehen Sie in die Knie-Ellenbogen-Lage. Bewegen Sie Ihr Steißbein in alle Richtungen. Das gelingt, indem Sie das Kreuzbein-Steißbein mal nach rechts, mal nach links und auf und ab bewegen. Sanft und rhythmisch. Wiegend.

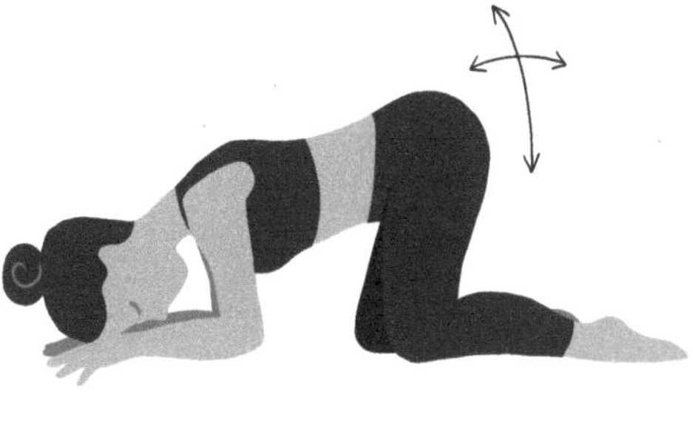

Vollziehen Sie die Bewegungen fließend mit einer ruhigen und gelassenen Atmung. Die der Bewegung folgende Lendenwirbelsäule bewegt sich abwechselnd ins Hohlkreuz und zum flachen Rücken. Wandern Sie dabei mit Ihrem inneren Auge ganz und gar in die Bewegung hinein. Spüren Sie, wie Ihr Becken dabei weich und warm wird. Werden Sie sich bewusst, dass es Kreuzbein und Steißbein gibt. Sie werden bemerken: Ganz automatisch atmen Sie im Takt Ihrer Bewegungen rhythmisch ein und aus. Ihre Atmung fließt einfach ein und aus. Alles wirkt flüssig und ohne Anstrengung.

Variante: Summen

Seien Sie mutig! Kombinieren Sie die Bewegungen mit Summen. Sie werden spüren, wie die Töne in Ihrem Becken ankommen und dieses von innen wärmen. Alle Strukturen in Ihrem kleinen Becken schwingen sanft beim Summen mit.

Die zeichnenden Sitzknochen

Sie beginnen diese Übung, indem Sie mit einer Hand die Sitzbeinknochen aufsuchen, die sich rechts und links unter Ihrem Po befinden. Sie sollten sie ein wenig tastend absuchen und umkreisen. Machen Sie sich diese Region bewusst.

Die Ausgangsposition für die zeichnenden Sitzknochen ist dann die Knie-Ellenbogen-Lage. Allein durch diese Position bewegen sich alle Organe des Bauchraums und kleinen Beckens, der Schwerkraft folgend, in Richtung Kopf. Nun bewegen Sie die Sitzbeinhöcker auch nach rechts und links. Lassen Sie die Atmung kommen, wie sie kommt. Suchen Sie sich Ihren Bewegungs- und Atemrhythmus. Wenn Sie ihn gefunden haben, beginnen Sie mit den Sitzbeinhöckern, Bilder in die Luft zu malen. Ganz egal, was – ob runde Blasen, Sterne, Blumen oder geometrische Formen. Sie werden feststellen, dass diese Übung im Gegensatz zum rotierenden Po etwas mehr das Becken an sich mobilisiert.

Variante: Summen

Auch bei dieser Übung können Sie summen und damit Ihr ganzes Becken in sanfte Schwingungen versetzen. Probieren Sie das Ganze auch mit dem Laut »BRRR« aus. Stellen Sie sich dabei vor, ein schnelles Pferd zum Stehen bringen zu wollen. Seien Sie mutig und werden Sie ruhig etwas lauter, wenn Sie Ihre Stimme benutzen. Spüren Sie nach, wie unterschiedliche Lautstärken, Tonhöhen und -frequenzen Ihre Beckenausgangsebene und damit Ihren Beckenboden beeinflussen.

Lick Lack Lock

Bei dieser Übung von Renate Tanzberger wird sowohl die oberste als auch die unterste Ebene der Beckenbodenmuskulatur angesprochen.

Die Beine sind etwas breiter geöffnet als bei den vorangegangenen Übungen in der Knie-Ellenbogen-Lage. Die Füße liegen flach auf dem Boden auf. Das Becken hängt in der Grundposition etwas durch im leichten Hohlkreuz. Ihr innerer Blick wandert zur Beckenausgangsebene. Nun schließen sich mehrere Stufen des Übens an.

In der ersten Stufe geht es darum, die obere, innerste Ebene der dreischichtigen Beckenbodenmuskulatur zu erreichen. Visualisieren Sie dazu eine Verbindungslinie zwischen Symphyse und Steißbein. Nun atmen Sie wiederholt auf »CH« wie in »ich« aus. Sie können spüren, wie sich die Muskelbrücke zwischen Steißbein und Symphyse anspannt. Beim nächsten Ausatmen hängen Sie an

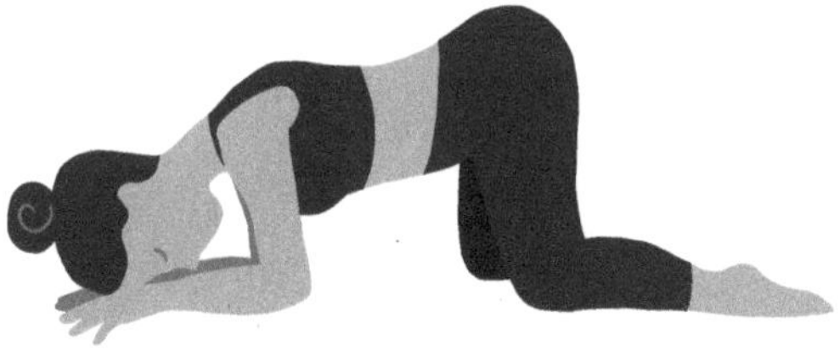

das »CH« ein »T« und am Schluss der Ausatmung sprechen Sie ein kurzes knackiges »CHT« als Verschlusslaut. Dabei wölbt sich Ihre Lendenwirbelsäule etwas rund in Richtung Decke.

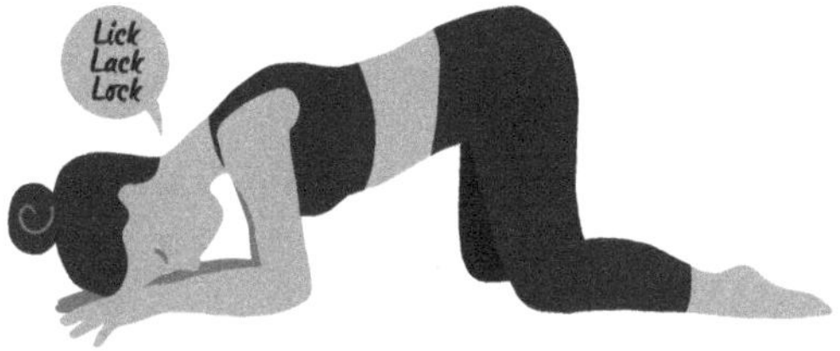

In der zweiten Stufe halten Sie die Position aus Stufe eins. Nun visualisieren Sie die unterste Ebene der Beckenbodenmuskulatur, die Verschlussmanschetten. Die sprachliche Aktivierung »LICK« verschließt die Harnröhre. Sie beginnen dazu die Ausatmung auf »L« und enden hart und explosiv auf »ICK«. Spüren Sie dabei ganz in sich hinein und vollziehen Sie nach, wie Ihr Ruf auf die Verschlussmuskulatur der Harnröhre wirkt – nämlich plötzlich straff zuziehend. Weiter geht es mit »LACK«. Sie visualisieren die Verschlussmanschette des Anus. Beginnen Sie in der Ausatmung wieder auf »L« und enden explosiv und hart auf »ACK«. Sie spüren die Zuschnürung Ihres Afters. Am

Schluss kommt noch »LOCK«. Sie visualisieren dafür die vaginale Manschette. Beginnen Sie wieder bei der Ausatmung auf »L« und enden hart und explosiv auf »LOCK«.

Nach der Aktivierung werden Sie ein Entlastungsgefühl im Beckenbodenbereich erspüren. Die Bauchdecke hilft automatisch mit, wenn Sie die drei Worte laut aussprechen. Je öfter Sie die Übung wiederholen, desto mehr werden Sie die LICKs, LACKs und LOCKs den einzelnen Verschlusssystemen zuordnen können. Mit Zunahme Ihrer Reaktionsfähigkeit im Beckenbodenbereich können Sie diese drei Begriffe auch in anderen Ausgangsstellungen, beispielsweise beim Sitzen, Gehen oder Stehen, in Ihrem Alltag integrieren.

Beckenlift

Einfach mal nur liegen und dabei dem Beckenboden, den Organen und der Wirbelsäule etwas Gutes tun – das funktioniert prima mit dem Beckenlift. Er ist die perfekte Entlastungsübung für Ihren Beckenboden. Aber zusätzlich kann er auch eine erste kleine Kräftigung sein, vor allem, wenn Sie die Varianten I und II ausprobieren.

Legen Sie sich auf den Rücken, bringen Sie die Arme leicht vom Körper weg, lassen Sie den Kopf entspannt ruhen. Ihre Beine sind hüftbreit aufgestellt. Heben Sie nun langsam das Becken vom Boden ab. Lassen Sie sich Zeit. Atmen Sie ein paarmal ein und aus und gehen dann in der Ausatmung wieder in die Ausgangsstellung zurück.

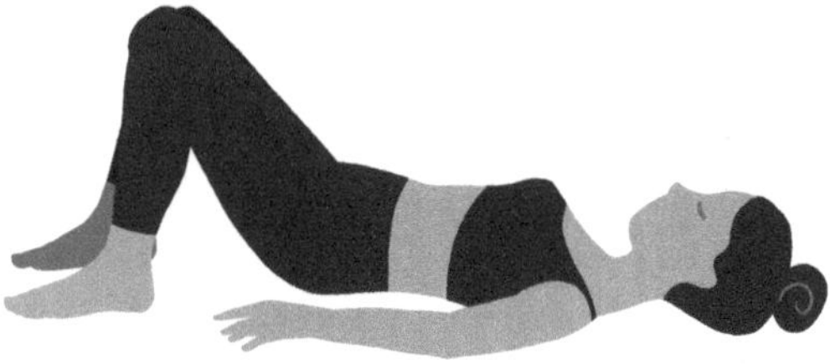

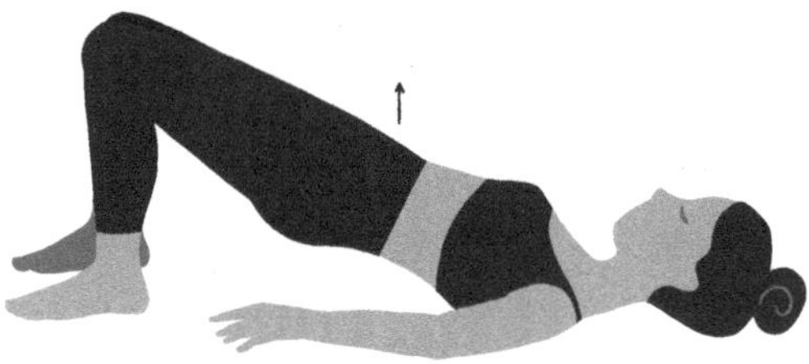

Sie brauchen nichts weiter zu tun, als das Becken in die Höhe zu bringen – ganz ohne Anstrengung, ganz ohne Ehrgeiz. Stellen Sie sich vor, wie eine Umkehrung der Schwerkraft auf Ihre Beckenstrukturen wirkt und Ihnen eine Erholungspause verschafft.

Diese Übung ist so bekannt, dass Sie sie vielleicht schon aus der Physiotherapie, dem Yoga, dem Pilates oder sonstigen sportlichen Aktivitäten kennen. Kein Wunder, sie ist so einfach wie effektiv, und man kann den Beckenlift in verschiedenen Variationen einsetzen, indem man zusätzliche Bewegungsaufträge anschließt. Solche Varianten können zum Beispiel die Bauchmuskulatur integrieren, besonderes Augenmerk auf die Wirbelsäule legen oder die Aktivität in den hinteren Oberschenkelmuskeln fordern.

Variante I: Eine Seite steht, eine Seite bewegt.

Diese Übung aktiviert die Bein-, Becken- und Rumpfmuskulatur. Ausgangsposition ist die Rückenlage. Während Sie bei der

Ausatmung ein »CH« wie in »ich« hauchen, heben Sie Ihr Becken in die Höhe. Achten Sie beim Hochkommen darauf, dass Sie nicht zu sehr ins Hohlkreuz fallen, aber auch darauf, dass Sie nicht zu flach in der Lendenwirbelsäule sind. Nun tasten Sie nach den Knochenvorsprüngen auf Ihrem Becken. Sie stehen links und rechts auf einer Ebene, denn Ihr Becken ist ausgeglichen in der Höhe. Würden Sie eine Wasserwaage auf diese beiden Erhöhungen legen, wäre die Wasserblase genau in der Mitte. Nun bleibt Ihr Standbein weiterhin auf der ausgeglichenen Wasserwaagenposition, und Ihr linkes Bein hebt gerade so weit ab, dass es dieselbe Höhe hat wie der rechte Oberschenkel.

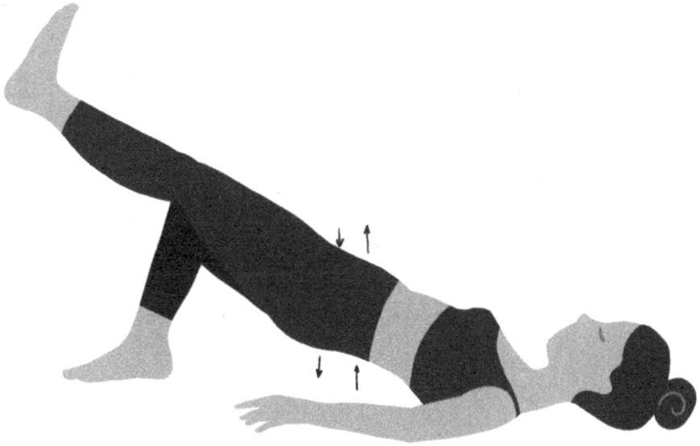

Aus dieser Position heraus lassen Sie nun das linke Becken ein wenig sinken und heben es dann erneut in die neutrale Position. Wiederholen Sie dies zwei bis drei Mal. Während Sie das Sink- und Hebemanöver des linken Beckens wiederholen, bleibt der Rest Ihres Körpers ruhig und hält die Position. Danach wiederholen Sie das Ganze für die rechte Seite.

Wenn Sie diese Übung in Ihr regelmäßiges Übungsrepertoire aufgenommen haben und sie problemlos schaffen, integrieren Sie die Kräftigungsübungen »Die Aprikose« oder »Die Spirale« (siehe *Übungen zur Kräftigung*), um zusätzliche Bewegungsimpulse in Ihre Beckenbodenmuskulatur zu senden.

Variante II: Umkehr der Abdruckkraft

Eine Steigerung der Muskelaktivität im Rumpf, im Becken und in den Beinen wird erreicht, wenn Sie die Unterschenkel in eine andere Position bringen. Hierzu kann alles dienen, was Ihre Unterschenkel höher bringt, beispielsweise ein Sofa oder ein Hocker. Im günstigsten Fall ist es ein großer Gymnastikball, denn der muss wegen seiner rollenden Eigendynamik zusätzlich an Ort und Stelle gehalten werden, was mehr Muskelarbeit erfordert.

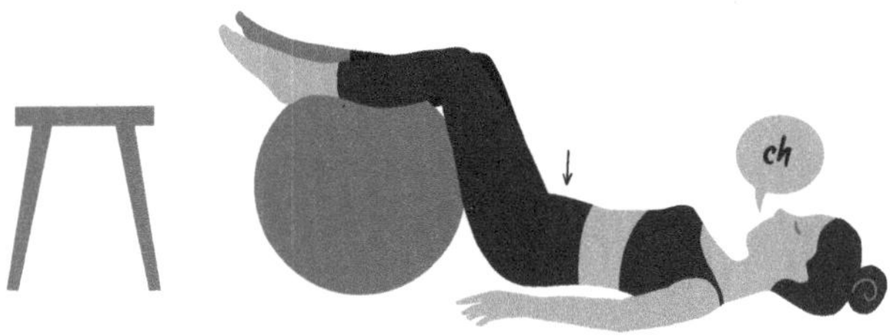

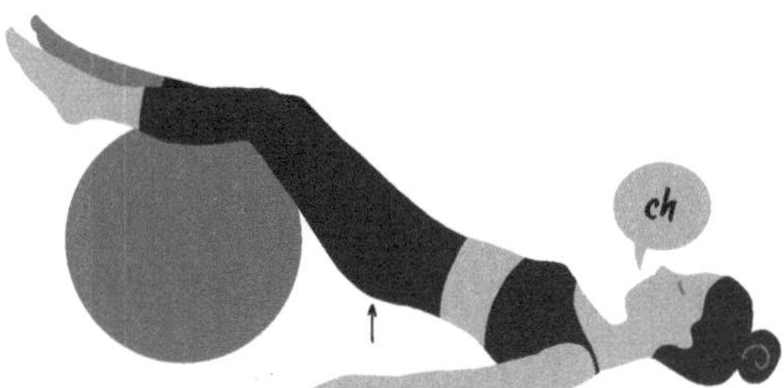

Legen Sie sich zu Beginn auf den Rücken. Ihre Unterschenkel positionieren Sie auf der jeweiligen Unterlage. Nun atmen Sie vorbereitend ein paarmal ein und aus, wobei Sie die Ausatmung mit dem Laut »CH« wie in »ich« kombinieren. Dadurch spannen Sie automatisch die Bauchdecke an. Visualisieren Sie anschließend den Beckenboden. Spannen Sie gedanklich einen Faden zwischen Kreuzbein und Symphyse.

Bei der nächsten Ausatmung atmen Sie wiederum langsam auf »CH« aus und heben das Becken an, bis nur noch Ihre Schultern, Arme und Ihr Kopf mit der Unterlage Kontakt haben. Achten Sie gut darauf, den Kopf nicht zu überstrecken, und halten Sie die Schultern entspannt. Sie spüren, wie sich der Druck unter Ihren Unterschenkeln erhöht. Spüren die Muskelarbeit der hinteren Oberschenkelmuskeln. Die Bauchdecke, der Rücken, die Flanken sind dynamisch aktiv. Versuchen Sie, den Po nicht alle Arbeit machen zu lassen. Halten Sie diese Stellung ein paar Atemzüge lang. Die Ausatmung kombinieren Sie dabei weiterhin mit »CH«. Nach fünf Atemzügen kommen Sie wieder in die Ausgangsstellung zurück.

Spüren Sie nach, wie sich das nun anfühlt: Wandern Sie mit Ihrem inneren Auge ins Becken. Sie werden wahrnehmen, dass sich eine angenehme Aktivität breitgemacht hat.

Auch diese Übung kann gut mit den Übungen »Die Aprikose« oder »Die Spirale« kombiniert werden, sobald das Becken hochgehoben ist. Sollten Sie einen Ball benutzen, können Sie den Ball mal nach links, mal nach rechts, nach vorne und nach hinten kontrolliert bewegen.

Das Ziffernblatt

Diese Übung kommt aus dem Umfeld der Feldenkrais-Methode, eines körperorientierten Verfahrens zur Verbesserung der Selbstwahrnehmung.

Sie liegen auf dem Rücken, Ihre Beine sind hüftbreit aufgestellt. Kopf, Brust und Schultern sind entspannt. Stellen Sie sich vor, dass Ihr Becken auf einer Uhr liegt. Nun wird Ihr Kreuzbein zum Zeiger: Mal bewegt sich der Zeiger auf die Zwölfuhrposition, mal auf die Sechsuhrposition. Alles geschieht ganz langsam und in Ihrem Rhythmus. Lassen Sie dabei die Atmung einfach kommen und gehen. Spielen Sie mit Ihrer gedachten Uhr: Zeigen Sie auch auf die Dreiuhr- und die Neunuhrposition.

Wiederholen Sie das Ganze, so oft Sie möchten und es Ihnen guttut. Ihr Rücken wird es Ihnen danken. Sie werden dabei erfahren, dass Ihre Bauchmuskelkraft die Lendenwirbelsäule in Richtung Boden drückt und die Rückenmuskeln Ihren unteren Rücken in die Hohlkreuzposition bringen. Spielen Sie mit diesen Positionen. Finden Sie die »Nullstellung« im unteren Rücken – diese weist weder eine zu stark ausgeprägte Hohlkreuzstellung auf noch ist der untere Rücken platt auf dem Boden.

Zum Ende der Übung strecken Sie die Beine aus und spüren nach, welch wunderbar warmes Gefühl sich in Ihrem unteren Rücken und Becken ausbreitet.

»Eine Runde« – Übungen zur Kräftigung

Viele der Kräftigungsübungen sind zunächst einmal Übungen zur verbesserten Wahrnehmung des Beckenbodens. Denn einen Muskel anzuspannen ermöglicht, ihn wirklich zu fühlen. Gerade die »Spirale« und die »Aprikose« sind hervorragend geeignet, um sie mit anderen Übungen – auch solchen zur Entspannung und Entlastung – sowie mit normalen Bewegungsanforderungen des Alltags zu kombinieren. Während der Bewegungsauftrag »Beckenboden anspannen«, den man so oft hört, in den meisten Fällen nicht so gut von uns verarbeitet und integriert werden kann, wird hier durch eine zielgerichtete Aufgabe der Beckenboden in Aktion versetzt.

Aber auch die anderen Aufgaben zur Kräftigung sind konkret, um den Übungsbereich genau ansteuern zu können.

Die Spirale

Sie trainieren mit dieser Übung die Wahrnehmung und Aktivität aller Umgebungsstrukturen der Vagina.

Sie wandern mit Ihrem inneren Auge in die Vagina. Beginnen Sie auf der Eingangsebene der Vagina. Sie stellen sich vor, dass Ihre Vagina Spiralkraft hat. Kreisend bewegen die Muskeln die Scheide spiralförmig und aufsteigend bis hoch zur Gebärmutter. Ändern Sie die Richtung. Spielen Sie mit dem Tempo, drehen Sie die Spirale mal langsamer und mal schneller.

Führen Sie die Übung zwei- bis dreimal hintereinander durch. Nutzen Sie sie auch gern öfter am Tag zwischendurch und schulen Sie so die Aufmerksamkeit für das kleine Becken. Nehmen Sie dabei bewusst die Kraft Ihrer Muskeln wahr. Sie werden wahrnehmen, dass Sie das Gebiet rund um die Vagina deutlicher spüren, das kleine Becken wird warm.

Die Aprikose

Sie trainieren mit dieser Übung die obere Etage der Beckenbodenmuskulatur, das Diaphragma pelvis.

Sie dürfen sich Ihre Ausgangsstellung auswählen. Probieren Sie die Übung in Bauch-, Rücken- oder Seitlage, im Sitz oder Stand aus. Legen Sie eine Aprikose oder wahlweise einen kleinen Softball gedanklich in die Mitte Ihrer Vagina. Visualisieren Sie nun die obere Etage Ihrer Beckenbodenmuskulatur von der Symphyse bis zum Steißbein, die schenkelartig die Vagina umfasst. Mithilfe dieses Muskels tasten und umgreifen Sie spielerisch die Aprikose. Mal punktuell, mal zirkulär. Mal üben Sie gedanklich mehr Druck aus, mal weniger. Sie können die Aprikose in Ihrer Vorstellung drehen und heben. Sie werden dabei spüren, dass Sie Bewegungen in die Vagina bringen können: Zug- und Druckbewegungen. Es wird Ihnen möglich sein, das gedachte Objekt nach vorne und hinten zu bewegen. Sie spüren, wie Wärme in Ihrem ganzen Becken entsteht.

Die Übung können Sie mehrmals hintereinander ausführen, dabei lassen Sie die Atmung einfach fließen.

Diese Übung ist für alle geeignet, die unter einem schwachen oder schwächelnden Beckenboden leiden. Sie ist besonders geeignet nach der Geburt als Rückbildungsgymnastik und bei Senkungsbeschwerden aller Art. Sie beübt insbesondere das sensorische Erlebnis der vaginalen Empfindung und ist dabei doch überall durchführbar – eine geniale Alltagsübung.

Variante:

Je geübter Sie als »Aprikosentrainerin« werden, desto mehr

gelingt es auch, noch kleinere Objekte gedanklich zu bewegen. Daher gibt es diese Übung auch unter verschiedenen Bezeichnungen bis hin zu Reis- oder Sandkorn. Sie können die Übung im Sitzen, Stehen oder Liegen ausführen. Stellen Sie sich vor, dass Sie mithilfe Ihrer Verschlussmuskulatur von Vagina oder Darm ein Reiskorn aufpicken würden. Aktivieren Sie immer nur einen der beiden Verschlussmuskeln. Die kleinen, kurzen Kontraktionen erreichen Ihre reaktionsschnellen Fasern und reaktivieren damit die rasch kontinenzsichernden Mechanismen Ihrer Beckenbodenmuskulatur.

Das Stehpendel

Bei dieser Übung geht es um den koordinierten Ablauf der Bauchkapselaktivität. Zwerchfell, Rücken-, Bauch- und Beckenbodenmuskulatur werden allesamt gefordert. Sie ist deshalb in der Rückbildung nach Schwangerschaft und Geburt und bei Inkontinenzproblemen besonders hilfreich. Die Übung kann jederzeit ausgeführt und damit sehr gut in den Alltag integriert werden.

Sie stehen dazu gleichmäßig und bewusst auf beiden – möglichst unbeschuhten – Füßen, dabei zeigen die Füße ein wenig nach außen. Zur Vorbereitung auf diese Übung bewegen Sie die Zehen nach oben und versuchen sie einzeln zu bewegen, ohne dabei auf die Füße zu schauen. Ihr Blick bleibt während der gesamten Übung geradeaus gerichtet. Die Knie sind locker gestreckt. Nun pendeln Sie in gerader Haltung nach vorne und hinten. Dabei ist es wichtig, dass Sie gerade und aufgerichtet bleiben. Die Pendelbewegung findet nur in den Sprunggelenken statt. Die gesamten Fußflächen behalten stets Bodenkontakt. Wenn Sie nach vorne pendeln, schwingen die Arme als Gegengewicht nach hinten. Pendeln Sie mit dem Körper nach hinten, bewegen sich die Arme nach vorne.

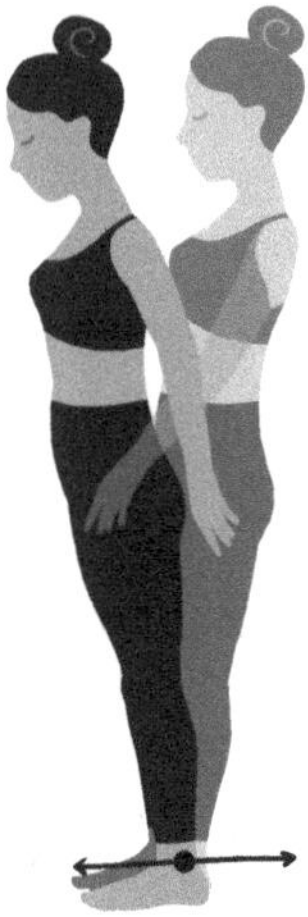

Wiederholen Sie dies einige Male, bevor Sie kombinieren: Atmen Sie beim Pendeln nach vorne ein und beim Pendeln nach hinten aus. Die Rückwärtsbewegung unterstützen Sie durch den Laut »CH« wie in »ich«. Finden Sie Ihren Rhythmus und wiederholen Sie die Kombination etwa fünf Mal.

Nach der Ausführung werden Sie ein wärmendes Gefühl unter den Füßen spüren, ein Anstrengungsgefühl in der gesamten Rumpfmuskulatur, aber auch in der Beckenbodenmuskulatur.

Ballpresse im Einbeinstand

Diese Übung dient dem reaktiven Training der Beckenbodenmuskulatur bei instabiler Haltung. Sie fordert Ihren Körper in vielfältiger Weise, denn sie sorgt für eine Gleichgewichtsreaktion. Der gesamte Körper wird dabei aktiv, insbesondere die Becken- und Beckenbodenmuskulatur leisten viel. Das intermittierende Druckspiel, verstärkt über die Rückfederungskraft des Balles, spricht die schnell arbeitenden Fasern der Beckenbodenmuskulatur an.

Ausgangsstellung für diese Übung ist der Stand. Sie bleiben auf einem Bein stehen, unter das andere Bein platzieren Sie den Ball. Als Erstes suchen Sie Ihr Gleichgewicht, hierbei helfen Ihnen bei

Bedarf auch die ausgesteckten Arme. Es ist überhaupt kein Problem, wenn Sie erst einige Zeit üben müssen, bis Sie stabil stehen. Sollten Sie unsicher sein, gehen Sie in die Nähe einer stützenden Wand – nur für den Fall, dass Sie sich abstützen müssen.

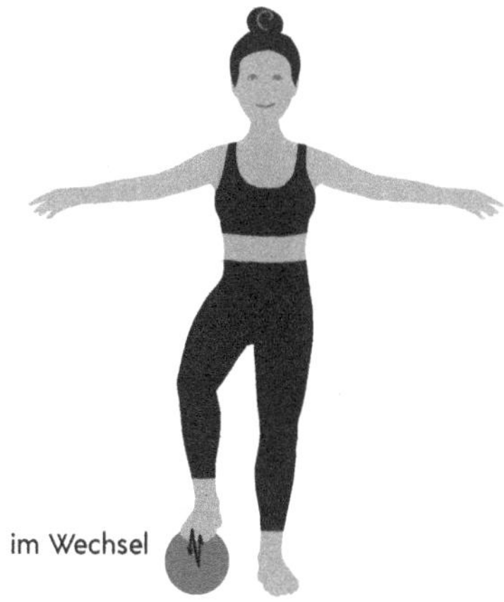

Nun beschreiben Sie mit dem Ball ein paar kleine Kreise – mal mit, mal gegen den Uhrzeigersinn. Bewegen Sie den Ball nach vorne, hinten, rechts und links. Anschließend positionieren Sie den Ball körpernah vor sich, nur noch die Zehen und der Vorderfuß haben mit dem Ball Kontakt. Jetzt drücken Sie den Ball rhythmisch bodenwärts zusammen. Erhöhen Sie die Frequenz und üben Sie insgesamt etwa 30 Sekunden. Nach einer kurzen Pause wechseln Sie das Bein.

Wiederholen Sie den Durchgang noch einmal.

Dies ist die konditionell anstrengendste Kräftigungsübung. Sie beüben damit vor allem die Außenrotatoren der Oberschenkel und damit den Beckenbodenspanner. Ganz nebenbei bringen Sie in kürzester Zeit Ihren Kreislauf in Schwung.

Sie stehen auf den Zehenspitzen oder zumindest den Fußballen. Nun kreuzen Sie die Unterschenkel übereinander. Die Knie sind gebeugt und schauen nach außen, weil die Oberschenkel ein bisschen abgespreizt sind. Stellen Sie sich eine Balletttänzerin vor. Ihre Wirbelsäule ist während der gesamten Übung immer aufrecht. Die Arme sind seitlich auf Schulterhöhe platziert und vom Körper weggespreizt.

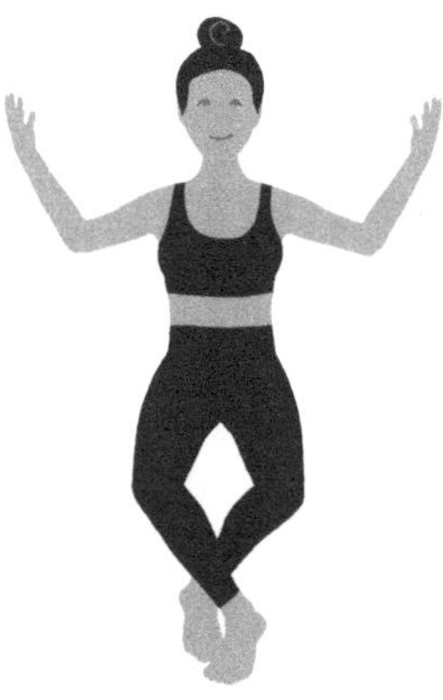

Aus dieser Position tippeln Sie nun mal links, mal rechts hin und her, immer abwechselnd, immer weiter, etwa 30 Sekunden lang. Wenn Sie geübt sind, singen Sie mit lauter Stimme den Spruch aus dem Märchen: »Ach, wie gut, dass niemand weiß, dass ich Rumpelstilzchen heiß.« Tun Sie das so lange, bis die Übung zu Ende ist oder Sie keine Luft mehr haben.

Sie werden spüren, dass diese Übung Ihren gesamten Körper fordert, gerade wenn Sie darauf achten, die Knie während der Übung immer gebeugt zu halten und die Oberschenkel nach außen zu drehen. Die Muskelaktivität spüren Sie besonders in den Beinen und im Becken. Recht unbemerkt ist aber das gesamte Bauchkapselsystem an der Bewegung beteiligt. Wahrscheinlich kommen Sie sogar außer Atem.

Die Übung eignet sich hervorragend, um insgesamt im Becken fit zu werden oder zu bleiben, den Beckenboden in Schwung zu bringen, und bei Belastungs- und Mischinkontinenzformen.

»Kopf hoch, Brust raus« – Niesetikette

Wir prüfen, wie wir husten und niesen – und räumen unserem Beckenboden Vorrang ein.

Dunja: »Wenn ich niese, dann beuge ich meinen Kopf schnell Richtung Bauch und niese in die Armbeuge. Außerdem halte ich mir, wenn es ganz heftig ist mit dem Schnupfen, die Nase einfach zu. Ich muss ja meine Bazillen nicht überall herumstreuen. Manchmal muss ich beim Niesen – oder eigentlich nicht, aber es kommen ein paar Tröpfchen. Das ist sehr unangenehm.«

Husten und Niesen bedeutet, dass sich ein hoher Druck im Bauchraum plötzlich entlädt. In welche Richtung das stattfindet, hängt davon ab, in welcher Haltung wir uns befinden: Er geht in die Bauchdecke hinein oder noch weiter nach unten in

Richtung Beckenausgang. Frauen, die an Inkontinenz leiden, entwickeln darum regelrecht Angst vor dem Niesen, weil der hohe Druck im Bauch in der Regel immer auch einen Druck auf die Blase entstehen lässt und dann unkontrolliert Urin abgeht.

Wenn alle Strukturen gesund sind, funktioniert das Niesen folgendermaßen: Die Verschlussstrukturen der Harnröhre und des Afters wirken in Zusammenarbeit mit dem Beckenboden als sogenannte aktive Widerlager, um diesen explosionsartigen Druckanstieg im Bauchraum abzufedern. Alle Muskeln reagieren reflexartig abgestimmt – ausgelöst durch das tiefe beschleunigte Einatmen vor dem Niesen. Die Beckenbodenmuskulatur geht sozusagen auf Gefechtsstation und ist verschlussbereit. Wenn das Druckereignis kommt, reagiert sie trampolinartig. Regelmäßiger unfreiwilliger Abgang von Urin, Winden und Stuhlgang während des Niesens oder Hustens deutet also darauf hin, dass diese Öffnungen eine geringere Verschlusskraft haben und dass der Beckenboden reaktionsarm ist.

Die von vielen Menschen praktizierte Husten- und Nieshaltung – wie bei Dunja – macht einem Gesunden nichts aus, ist aber für Menschen mit Beckenbodenbeschwerden fatal. Rund im Rücken, womöglich noch Nase zu: Das ist eine Einladung an das Phänomen der unsicheren Kontinenz. Jede, die prophylaktisch etwas zur Entlastung des Beckenbodens tun will, sollte das meist anerzogene Verhaltensmuster einstellen und Neues probieren. Denn diese ungünstige Husten- und Niestechnik wird im Laufe der Zeit sogar die noch gesunden Strukturen schädigen und die Reflexe im Beckenbodenbereich belasten. Beliebte Strategien, wie ins X-Beinige zu gehen oder schon vor dem Ereignis anzuspannen, mochten eine ganze Weile helfen, deuteten aber vor allem auf eines: Der Beckenboden braucht Unterstützung.

Eine beckenbodenschonende Husten- und Niesetikette geht so: Wenn der Huster oder Nieser sich ankündigt, braucht es umgehend eine aufrechte Körperhaltung, egal ob im Stehen oder Sitzen. Beim Husten oder Niesen drehen Sie Kopf und Brustkorb nach hinten und oben und husten oder niesen dann nach hinten oben. Selbst mit der Aufforderung, in die Ellenbeuge zu husten oder niesen, geht das. Wenn Sie allein sind, ist aber die freie Form ohne Armbewegung am besten. Das Ganze nennt sich Husten-Nies-Rück-Haltung. Sie aktiviert das mittlere Nabelband. Weil sie ungewohnt ist, muss man sie einüben. Eventuell mag sie Ihnen auch erst einmal etwas seltsam vorkommen.

Die Veränderung ist dabei sofort spürbar: Der Druck wird bei dieser Technik eher an der vorderen Bauchwand als zwischen den Beinen fühlbar. Bei dieser Technik kommen nämlich unterschiedliche Mechanismen zusammen und wirken besonders effektvoll kontinenzsichernd. Durch die Streckung kommt es zu einem Zusammenspiel verschiedener Muskelgruppen in der sogenannten Bauchkapsel, denn vor allem die Bauchmuskulatur verarbeitet den ankommenden plötzlichen erhöhten Druck im Bauchraum und schützt damit den Beckenboden vor dem ankommenden Druck. Ohne die Bauchmuskeln würden sich die Druckwellen ungebremst bis auf den Beckenboden fortpflanzen. So aber hat dessen Muskulatur die Gelegenheit, sich um den Bereich zu kümmern, der wirklich wichtig ist: die Schließmuskeln von Harnröhre und Analkanal. Damit Niesen und Husten nicht Angst machen, sondern als Schutzmechanismen des Körpers wirken können.

»Keine Sit-ups, bitte« – Bauchmuskelübungen

Wir verabschieden uns vom Sixpack-Ideal und setzen auf angepasstes Bauchmuskeltraining.

Nina: »Meine Bauchmuskeln sind ultraweit entfernt davon, auch nur annähernd mit einem Sixpack in Verbindung gebracht werden zu können. Früher war das mal anders. Ich habe gar nicht den Anspruch, wieder einen so perfekt geformten Bauch zu haben. Er zeigt ja auch, was mein Körper mit den drei Kindern geleistet hat. Aber mehr Spannung und etwas mehr Ansehnlichkeit wären schon schön. Hört sich auf alle Fälle gut an, wenn wir hier auf dem Weg zum gesunden Beckenboden zwei Fliegen mit einer Klappe schlagen können.«

Viele Frauen sehnen sich heimlich nach einem schön definierten Bauch. Es muss vielleicht kein Sixpack sein, aber Hollywood setzt die Standards. Mit gesundem Beckenboden spricht nichts gegen kräftiges Work-out mit Crunches und Co. Alle anderen aber müssen die Balance finden: stärkende Bauchmuskelübungen ja, Sit-ups und Co. besser nicht. Denn durch ungünstige, zu stark belastende oder falsch ausgeführte Bauchmuskelübungen schädigen Sie Ihren Beckenboden. Gerade Senkungsbeschwerden verschlimmern sich oft.

Das bedeutet, es braucht ganz gezieltes Training, das weniger ästhetischen Erwägungen folgt, als Folgendes zu erreichen: Die Muskeln sollen sukzessive in die ursprüngliche Spannung zurückkehren. Insgesamt schwache Bauchmuskeln müssen nach und nach aufgebaut werden. Die Bauchmuskeln sollen gute Partner der Beckenbodenmuskulatur sein, um das Zusammenspiel innerhalb der Bauchkapsel zu gewährleisten. Ziel ist eine synergetisch zusammenarbeitende Muskelkette aus Bauchmuskulatur von vorne und seitlich, Rückenmuskulatur von hinten, Zwerchfellmuskulatur von oben und Beckenbodenmuskulatur von unten.

Bevor es losgehen kann, sollte ein Therapeut oder ein Arzt überprüfen, ob Sie an einer sogenannten Rektusdiastase leiden. Damit ist das Auseinanderstehen der geraden Bauchmuskeln im Bereich der Linea alba gemeint. Sollte das der Fall sein, können Sie nach Rücksprache vielleicht trotzdem Übungen durchführen, aber ausschließlich für die schräge Bauchmuskulatur. Neben den hier gezeigten Übungen ist auch das Stehpendel (siehe »Übungen zur Kräftigung«) geeignet, den Bauch zu trainieren.

Gleichgewicht halten

Diese Übung ist überall durchführbar, wo Sie erhöht – zum Beispiel auf Stuhl, Tisch oder Bank – sitzen können. Sie sitzen anfangs in gerader, aufgerichteter Position. Nun heben Sie den gestreckten rechten Arm mit gestreckten Fingerspitzen schulterhoch. Jetzt drehen Sie den gestreckten Arm immer weiter nach rechts hinten, und zwar so weit Sie können. Ihr Blick folgt dem Zeigefinger. Nun bewegt sich Ihr Finger so weit weg von Ihnen, wie Sie sich noch halten können. Versuchen Sie sich immer weiter zu strecken – dem rechten Zeigefinger nach, bis Sie bei geradem Rücken nur noch auf der rechten hinteren Pobacke Kontakt mit dem Untergrund haben. Ihr rechtes Bein hat sich währenddessen bereits im Kniegelenk gebeugt und ist vom Boden abgehoben. Ihr linkes Bein ist ebenfalls vom Boden abgehoben und streckt sich als Gleichgewichtsreaktion, damit Sie nicht umfallen.

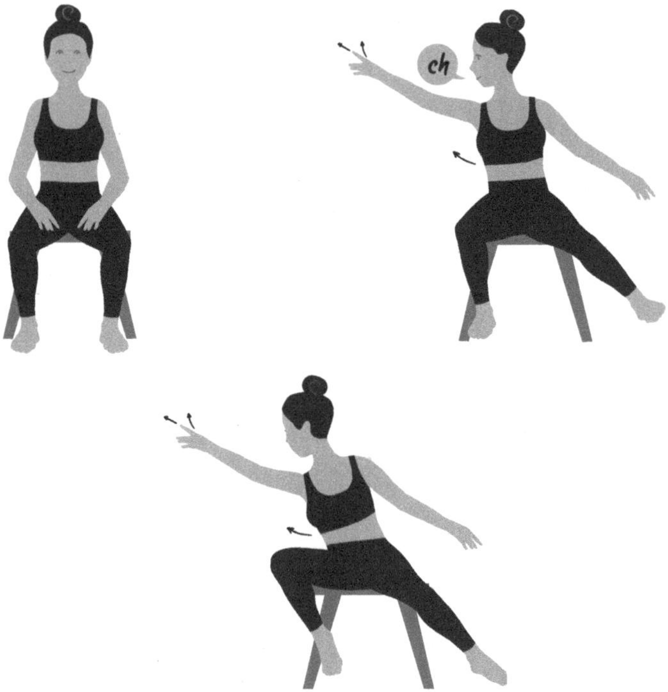

Atmen Sie auf »CH« wie in »ich« aus und halten Sie die Ihnen mögliche Endposition für einige Atemzüge.

Sie werden direkt spüren, dass die Bauchwand gestrafft ist, die Flanken und Ihre Rückenmuskeln mitarbeiten. Die Bauchmuskeln und Hüftbeuger haben ganz schön zu tun, um die Beine in der Luft zu halten. Nach ca. 20 Sekunden kehren sie wieder in die Ausgangsposition zurück und machen das Gleiche mit der linken Seite.

Das ist eine wunderbare Bauchkapselübung, die überall anwendbar ist.

Gehaltener Unterarm-Liegestütz

Ihre Ausgangsstellung ist die Bauchlage. Mit der Spannung des gesamten Körpers bringen Sie sich in die Unterarm-Liegestütz-Position. Währenddessen atmen Sie auf »CH« aus. Dadurch aktivieren Sie reaktiv die Bauchmuskeln.

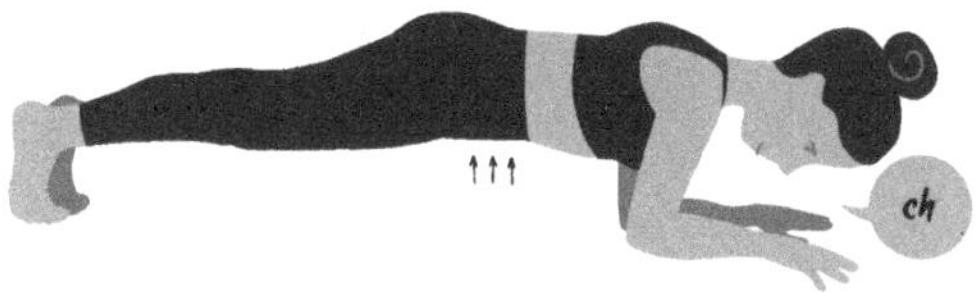

Halten Sie die Endstellung ein paar Atemzüge lang. Konzentrieren Sie sich dabei darauf, dass alles in Ihnen unter Spannung steht. Machen Sie keinen Rundrücken: Die Wirbelsäule ist in aufgerichteter, gestreckter Position. Es hängt nichts durch, und es rundet sich nichts. Achten Sie darauf, dass Ihre Bauchdecke nicht in Richtung Boden sackt, sie bleibt angespannt. Mit der Ausatmung auf »CH« wie in »ich« beenden Sie die Übung und kehren auf den Boden zurück.

Variante: Kombination mit der Spirale

Versuchen Sie, parallel zur Anspannung in der Unterarm-Liegestütz-Position, die Übung Spirale auszuführen. Genießen Sie den Moment.

Der Frosch

Diese Übung aus der funktionellen Bewegungslehre fordert maximale Bauchmuskelarbeit bei gleichzeitigem Rückenschutz. Die Beckenboden- und Rückenmuskulatur werden aktiviert, ohne sie zu überfordern. Die über Kreuz gehaltene Ellenbogen-Knie-Position sichert den Rücken, damit es nicht zur Überforderung kommt.

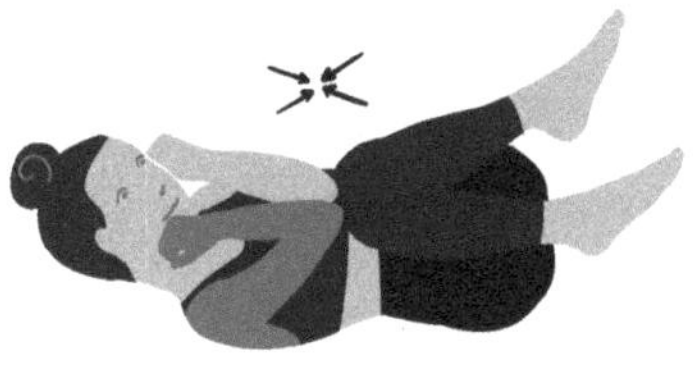

Ausgangsposition ist die Rückenlage. Bei der nächsten Ausatmung auf »CH« wie in »ich« heben Sie den Kopf und bringen gleichzeitig beide Knie und beide Ellenbogen zusammen ungefähr auf Bauchnabelhöhe. Dabei dürfen sich die Knie und Ellenbogen gerne berühren. Von oben betrachtet sieht das Ganze aus wie ein X. Sie werden spüren: Die Bauchmuskeln müssen schon ganz schön arbeiten. Wenn Ihnen das an Anstrengung genügt, bleiben Sie einige Atemzüge in dieser Position, und gehen Sie dann mit gebeugten Beinen wieder auf den Boden zurück.

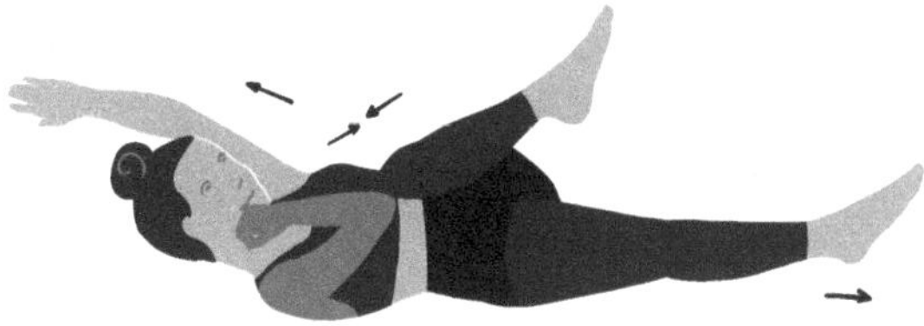

Sind Sie jedoch fit genug, geht es nun aus dem X in die zweite Runde. Aus dieser Stellung halten Sie jetzt – diagonal versetzt, also linkes Bein, rechter Ellenbogen und umgekehrt – jeweils ein Knie und einen Ellenbogen zusammen. Der jeweils andere Arm und das andere Bein gehen in die Streckung. Die gestreckten Extremitäten bleiben aber in der Luft und werden nicht abgelegt. Halten Sie das halbe X vor dem Bauch für zwei Atemzüge unbedingt zusammen. Danach kommen Sie wieder in das X zurück. Wenn Sie genügend Kraft haben, wechseln Sie die Extremitäten.

Beendet wird die Übung grundsätzlich nach dem geschlossenen X über das Herablassen der gebeugten Beine. Damit gewährleisten Sie, dass das Gewicht nicht zu schwer wird für den Rücken.

Beim zweiten Teil der Übung arbeiten Sie stark mit Ihrem Eigengewicht. Ihre Extremitäten wirken mit diesem Gewicht wie Hebel auf den Rumpf. Es gilt: gebeugtes Bein ist gleich kurzer Hebel, gestrecktes Bein ist gleich langer Hebel. Letzterer bedeutet anstrengende Arbeit, gerade für den untrainierten Rumpf. Deshalb sollten Sie die Schwierigkeit bei dieser Übung langsam steigern.

Für diese Übung benötigen Sie einen kräftig aufgeblasenen großen Gymnastikball und eventuell Turnschuhe.

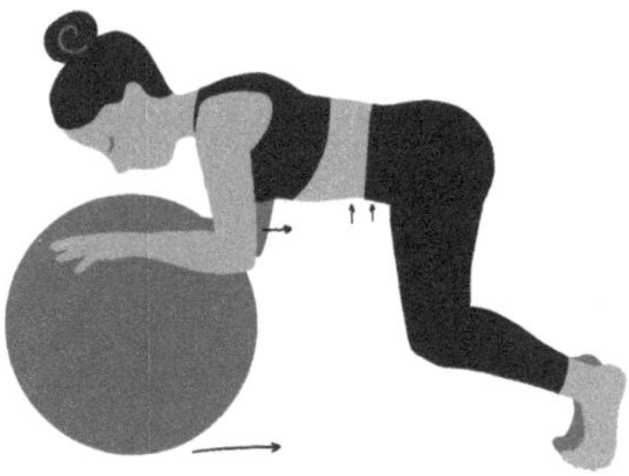

Gehen Sie zunächst in den Vierfüßlerstand und bringen Sie den Ball vor sich in Position. Nun suchen Ihre beiden Ellenbogen die Mitte des Balles und bleiben dort »kleben«. Die Ellenbogen verändern also während der gesamten Übung nicht mehr die Position. Lernen Sie den Ball in dieser Haltung zunächst kennen. Bewegen Sie ihn mit den Ellenbogen ein bisschen zu sich und danach weg von sich. Strecken Sie nun Ihre Wirbelsäule. Bei der nächsten Ausatmung – gerne auf »CH« wie in »ich« – gehen Sie mit gebeugten Knien auf Ihre Fuß- bzw. Schuhspitzen.

Sie werden sofort spüren, dass Ihr ganzer Körper arbeiten muss, um das Gleichgewicht zu halten. Finden Sie Ihre Ruheposition und gehen Sie erst mit der Ausatmung wieder in die Ursprungsposition zurück. Wiederholen Sie danach das Ganze und gehen erneut auf den Schuhspitzenstand. Die Ellenbogen drücken kräftig in die Mitte des Balles in Richtung Boden. Aus dieser Position heraus spannen Sie die Oberarme in Richtung

Bauchnabel. Das geht natürlich nicht, weil diese am Ball »kleben«, aber das ist die Bewegungsrichtung. Anschließend geht es auf gleicher Strecke wieder zurück: Bewegen Sie die Ellenbogen, so weit das mit dem Ball ohne umzufallen möglich ist, weg vom Bauchnabel. Sie spüren intensiv, wie Ihre Bauchmuskeln arbeiten. Spielen Sie dazu auch mit der Stellung der Knie, bis Sie die optimale Kraftanstrengung in der Bauchmuskulatur finden.

Diese Übung erfordert Koordination, Kraft und auch ein bisschen Mut. Aber sie macht sich für die Bauchmuskeln bezahlt, ohne dass Sie zu viel Druck auf die Beckenausgangsebene bringen. Wiederholen Sie die Übung regelmäßig. Sie werden sehen, bald schon spüren Sie im Alltag, wie die Spannung in die Bauchdecke zurückkehrt und sie sich wieder fester und gespannter anfühlt. Auch der Hosenknopf geht dann wieder leichter zu.

»Immer schön langsam« – Aufstehen aus der Rückenlage

Wir schalten drei Gänge zurück und lernen, dass Rollen besser als Klappen ist.

Besonders wichtig ist es, dass Sie nicht mehr wie gewohnt nach vorn aus der Rückenlage aufstehen. Also nicht in Sit-up-Manier dynamisch von Bett oder Sofa springen, sondern drei Gänge zurückschalten. Das wirkt anfangs ungewohnt, als erhebe man sich gerade nach einer schweren Operation erstmals aus dem Krankenbett. Der Beckenboden aber dankt langfristig diese Aufmerksamkeit.

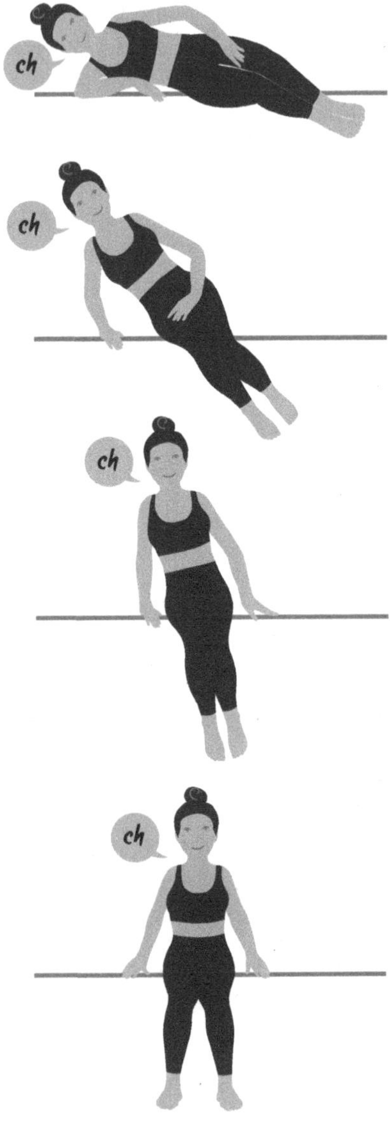
ch
ch
ch
ch

Aus der Rückenlage drehen Sie sich am besten mit einem angestellten Bein zur Seite über das gestreckte Bein hinweg. Auf der Seite liegend legen Sie beide Beine übereinander, der oben liegende Arm stützt sich auf die Unterlage, während jetzt beide Arme mithelfen, in den Sitz zu kommen. Unterstützt wird das Ganze, wenn Sie dabei aktiv ein Wort mit einem Verschlusslaut wie »LICK« sprechen oder seufzend ausatmen auf den Laut »CH« – bis Sie sitzen. Wenn nämlich die Luft bei der anstrengenden Aufrichtungsphase rausgelassen wird, steigt der Bauchinnendruck nicht an, und der Beckenboden wird bestmöglich entlastet. Beim Hinsetzen gilt das Gleiche in umgekehrter Form. Das »blöde Gefühl« sollten Sie aktiv wegdrängen. Alle Verhaltensschemata, die man erst neu erlernt, wirken anfangs bemüht und übertrieben.

»Es sollte richtig klatschen« – Bindegewebsbehandlung

Wir organisieren uns Wohlfühlmomente, die die Durchblutung anregen.

Katharina: »Als ich noch ein Kind war, nahm mich mein Vater manchmal mit zu kleinen Wanderungen. Und wenn wir Pause machten und meine Zehen froren, forderte er mich immer auf, Schuhe und Strümpfe auszuziehen und ein paar Minuten barfuß durch den Schnee zu hüpfen. Dann wurden die Zehen knallrot, ich lief zurück, mein Vater trocknete mir die Füße und steckte sie wieder in die trockenen Socken.«

Katharinas Geschichte zeigt das Grundprinzip der Durchblutung an einem von außen gut sichtbaren Beispiel. Ähnlich positiv wirkt Durchblutung aber auch im Inneren des Körpers.

Viele Erkrankungen, Dysbalancen oder Dysfunktionen unseres Körpers betreffen auch das Bindegewebe. Denn Bindegewebe ist in den Organen selbst, es liegt zwischen ihnen und existiert überall in unserem Körper. Für ein gutes Funktionieren des Bindegewebes ist Durchblutung das A und O.

Man kann sich gut vorstellen, dass gerade durch Lageveränderungen der Organe, durch übermäßige oder fehlende Spannung eine Art Stauungssymptomatik entsteht. Das heißt, es kommt zu einer dauernden Reizung und Stauung im kleinen Becken. Der Austausch in den kleinen Gefäßen und im lymphatischen Bereich ist dann beeinträchtigt.

Gerade für den Beckenboden mit seinen nicht knöchernen Strukturen spielt das Bindegewebe eine große Rolle. Ziel ist es, den Tonus, das heißt den Spannungszustand der Muskulatur, zu verbessern. Verkrampfungen werden gelöst, die Durchblutung des reaktionsarmen Bindegewebes wird stimuliert. Die Maßnahmen wirken ausgleichend, also je nach Bedarf entspannend oder aktivierend. Auf das Bindegewebe wirken vor allem drei Maßnahmen: die von einem Therapeuten ausgeführte Bindegewebsmassage und Reflexzonentherapie sowie die selbst durchführbare Hydrotherapie.

Sie alle basieren auf einem wichtigen Zusammenhang des Haut- und Organsystems im Körper. Besonders wichtig sind dafür die sogenannten Dermatome. Diese Bereiche sind Repräsentationsbezirke der Organe oder von Rückenmarksnerven auf bestimmten Hautarealen (Head- oder Mackenzie-Zonen). Sie stehen also in einer reflexartigen Beziehung zueinander. Das hat einen praktischen Nutzen bei der Diagnostik von bestimmten Krankheiten. Beschreibt der Patient Missempfindungen oder Schmerzen auf der Haut, kann dies ein Hinweis sein, auf welcher Rückenmarksebene sich Probleme finden lassen. Das gelingt beispielsweise bei der Diagnostik von Bandscheibenvorfällen, aber auch die inneren Organe übertragen Empfindungen über die Spinalnerven auf die Haut (Ziehen im linken Arm bei einem Herzinfarkt).

Es gibt also eine Wechselwirkung zwischen Nervenwurzel, Organ und entsprechendem Hautabschnitt. Da diese reflexbasierte Verbindung wechselseitig ist, ist es möglich, auch umgekehrt über die Haut Einfluss auf das Organ zu nehmen. Genau das leisten die drei genannten Therapien.

Die Hydrotherapie ist ein bisschen in Vergessenheit geraten, aber vielleicht kennen Sie sie noch aus den Erzählungen Ihrer Großmütter. Die bekannteste Form der vielfältigen Hydrotherapie ist wohl der kalte Kneippguss. Der Knieguss ist vor allem ein Gefäßtraining für die Beine und gilt als der besondere Freund der Füße, aber er wirkt sich zudem durchblutungsfördernd auf das kleine Becken aus.

Ich empfehle, ihn in das wöchentliche Übungsrepertoire aufzunehmen, mindestens dreimal. Am einfachsten lässt er sich unter der Dusche durchführen: per Brause, aber noch besser mit einer Kanne.

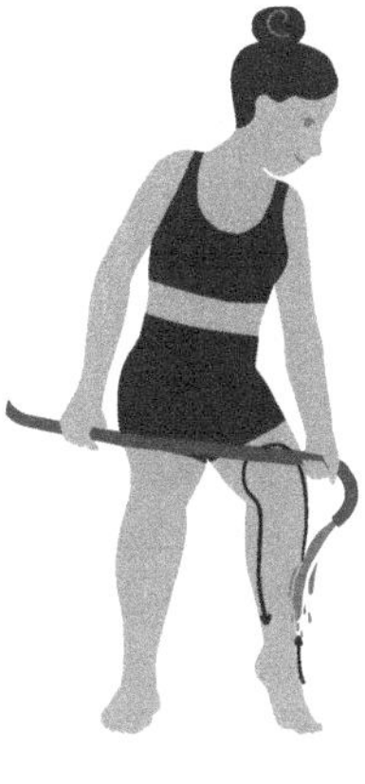

Der Knieguss startet am Fuß, ein Schlauch eignet sich am besten, doch auch eine große Kanne mit sehr kaltem Wasser tut es. An der Außenseite des Beines geht es bis zur Mitte des Oberschenkels, dann an der Innenseite wieder hinunter. Anschließend wird das Ganze am anderen Bein wiederholt. Abschließend tut Bewegung gut.

Am besten ist: Die sogenannte Balneotherapie können Sie ganz alleine ohne fremde Hilfe durchführen. Die Wirkung der kalten Güsse ist tonisierend, also aktivierend. Das spüren Sie schon bei der Anwendung: Zuerst spannen Sie die vom Wasser getroffene Region an, vielleicht verspannen Sie sich im ersten Schreck sogar. Danach wird das Gewebe rot. Dies ist ein Zeichen von verstärkter Durchblutung, reaktiver Hyperämie. So wird der Stoffwechsel innerhalb jeder einzelnen Zelle deutlich verbessert. Kleine Arbeit mit großer Wirkung.

Eine weitere Maßnahme mit tonisierendem Effekt sind Güsse unter der Dusche, das Kaltwasserklatschen. Die Voraussetzung ist, dass Sie gesund sind, sich wohlig warm fühlen und aktuell keine Blasen- oder Vaginalinfektion haben. Dann steht dieser Übung nichts im Wege.

Dafür sollten Sie beim Gang unter die Dusche eine Schüssel mitnehmen. Sie wird mit kaltem Wasser gefüllt, einen besonderen Effekt hat das Ganze, wenn noch einige Eiswürfel dazukommen. Denn: Je kälter das Wasser, desto größer der Reiz. Zu Beginn lassen Sie warmes Wasser auf Ihre Genitalzone laufen. Ausgiebig, bis ein wohliges Gefühl im Intimbereich entstanden ist. Dann hocken Sie sich über die Schüssel und klatschen mit der hohlen Hand das kalte Wasser rhythmisch und zügig gegen den Beckenausgang. Das Tempo ist dabei entscheidend, klatschen signalisiert die richtige Intensität. Unterstützend sollten Sie »UI UI UI« sagen. Danach tupfen Sie sich nur leicht trocken, um den Kühleffekt noch weiter wirken zu lassen.

Ziehen Sie sich danach umgehend warm an, ideal ist es, wenn Sie Zeit haben, sich kurz in eine Decke zu packen und hinzulegen. Über die Stimulierung wird der Spannungszustand der gesamten Muskulatur erhöht. Diese Reaktivierung kann gerade am Nachmittag den Beckenboden noch einmal aktivieren, der nun schon etwas erschöpft ist von den Anforderungen des Tages. Zu dieser Maßnahme gibt es Varianten: Die Durch-

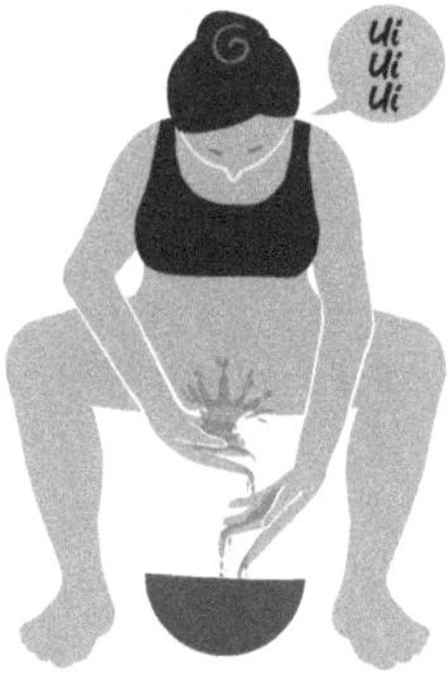

blutungsförderung gelingt auch, wenn Sie über den entsprechenden Bereich einfach kaltes Wasser aus einem Schlauch oder einer Plastikflasche laufen lassen. Als Zwischendurch-Aktivierung ist das sicher eine gute Idee. Aber der Druckreiz fehlt in diesem Fall.

Besonders geeignet ist diese Methode in der Rückbildungszeit, bei Senkungsbeschwerden, Belastungsinkontinenz, Verstopfung und nach abgeheilten Operationen des kleinen Beckens.

Ebenso positiv wie die kalten Güsse wirken Wärmebehandlungen auf das Bindegewebe. Wie schon aus der nervlichen Versorgung des Beckenbodens deutlich wurde, reicht die gesamte Struktur bis in das Gebiet rund um After, Vagina und Harnröhre. Um die Wärme an den passenden Ort zu bringen, nehmen Sie ein Sitzbad oder setzen sich auf ein Wärmekissen. Falls Sie Letzteres noch nicht haben, empfehle ich eine Anschaffung. Wärmekissen sind in vielfältiger Weise gesundheitsfördernd. Das Kissen sollte wohltemperiert sein und immer dann angewendet werden, wenn das Bedürfnis nach Entspannung des Beckenbodens da ist. Bei vielen Betroffenen ist das vor allem abends der Fall. Das wärmende Kissen wirkt sich entspannend auf die Strukturen aus, weil die Gefäße erweitert werden und damit eine bessere Durchblutung gewährleistet ist.

»Und aus« – Atemtechniken

Wir erfahren, dass Ausatmen bei Anstrengung schon die halbe Miete ist.

Melanie: »Wenn ich meinen Sohn trage oder überhaupt irgendetwas trage, wird das Gefühl, keine Kraft mehr im Beckenboden zu haben, deutlicher. Dann strenge ich mich natürlich immer mehr an, kneife meinen Beckenboden irgendwie zusammen. Was wirklich gut funktioniert, ist die Anwendung des Ratschlags, immer auszuatmen, wenn ich etwas tragen oder hochheben muss. Das gibt mir auch ein Gefühl der Selbstbestimmung und meiner Power zurück.«

Jeder Atemzug landet in unserem Beckenboden. Jeder Atemzug bewegt alles in unserem Torso. Jeder Atemzug ist eine Massage der inneren Organe in unserem Korpus.

Einatmen bedeutet: Luft fließt in unsere Lungen ein, das Zwerchfell breitet sich aus. Der Bauch wölbt sich ein wenig nach vorne, die Rippen bewegen sich nach außen. Bei der Ausatmung ist es genau umgekehrt: Die Luft strömt aus, das Zwerchfell wandert wieder zurück, die Rippen bewegen sich nach innen, der Bauch wird flacher.

Oder, etwas ausführlicher: Wir holen Luft, und unser Zwerchfell, eine quer verlaufende Muskelschicht, die unter unseren Lungen verläuft und den Brustkorb (Thorax) von unserem Bauchraum trennt, dehnt sich aus und lässt die Luft in unseren Lungen nach rechts links und unten fließen. Physiologisch bedeutet das,

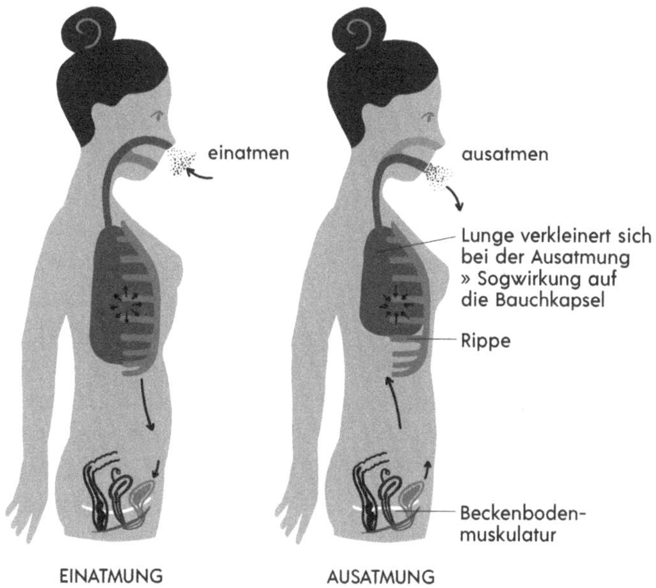

durch die Kontraktion wird das Zwerchfell flacher, und es entsteht eine Sogwirkung auf unsere Lunge, die sie zur Luftaufnahme bewegt. Das Volumen unseres Thorax vergrößert sich, und durch diese Art von Raumforderung muss der Bauchraum mit all seinen Organen dieser Bewegung folgen. Das heißt, die Bauchkapsel folgt dieser Einatmungsbewegung und dehnt sich nach vorn, oben, rechts, links und unten aus. Diese Bewegung hat ihren tiefsten Punkt im kleinen Becken. Und das muskuläre Ende des kleinen Beckens ist die Beckenbodenmuskulatur. Sie geht bei jeder dieser Bewegungen mal mehr, mal weniger mit. Im Ruhezustand etwa 15 Mal pro Minute bei der Einatmung fußwärts nach unten und 15 Mal bei der Ausatmung nach oben, kopfwärts. Dies geschieht, ohne dass wir darüber nachdenken.

Versuchen Sie es gleich einmal selbst: Atmen Sie ein und aus. Spüren Sie, wo Ihre Atembewegung landet. Schließen Sie dazu die Augen. Spielen Sie mit schnellen und langsamen, tiefen und oberflächlichen Atembewegungen. Nehmen Sie wahr, ob und welche Atembewegungen im Beckenbereich und zwischen den Schenkeln spürbar sind. Fühlen Sie nach, wie die Atembewegungen ankommen. Ergänzend können Sie ein Kissen zwischen den Beinen platzieren, sodass es einen Gegendruck zum Beckenboden ausübt. So werden die Veränderungen noch deutlicher.

Versuchen Sie nun gezielt, einmal vier Atemzüge in den Bauchraum hineinfließen zu lassen. Lenken Sie Ihre Atmung ganz tief nach unten hin zum Beckenboden. Wandern Sie während der Atmung mit der inneren Konzentration in die Beckenbodenetage, zwischen die Beine. Nehmen Sie den Gegendruck des Kissens wahr.

»Ein gestöhntes A oder ein knackiges I« – Schallwellentherapie

Wir erleben, dass Sprachwellen sich durch unseren Körper ausbreiten – und was das mit dem Beckenboden und genussvollem Sex zu tun hat.

Susanne: »Dieses Rumgeatme und Rumgestöhne kannte ich schon aus dem Geburtsvorbereitungskurs. Megapeinlich, dachte ich. Aber unter der Beckenbodensache habe ich so gelitten, dass ich nichts unversucht lassen wollte. Im Therapieraum war ja schließlich niemand außer mir und der Therapeutin. Da habe ich einen Versuch gewagt. Nach ein paar lang gezogenen AAAAAH und einigen pfeffrigen I fand ich es doch ganz überzeugend. Das war irre, wie der

Beckenboden in meinen Bauch reingezogen wurde. Da musste ich nur noch einen Ort finden, an dem ich das wirklich ungestört machen konnte.«

Ergänzend zur bewussten Atmung kann Sprache für das Beckenbodentraining genutzt werden. Denn unser Brust- und Bauchraum ist im Prinzip ein Resonanzkörper, in dem sich die Laute unserer Sprache wellenförmig verteilen. Ein Teil dieser Schallwellen landet im Beckenboden und kann dort unterstützend oder hemmend wirken.

Eine ganze Wissenschaft beschäftigt sich damit, und zwar die Phonetik. Und die sagt: Das AAAAAH und das OOOOOH sind sogenannte Eröffnungslaute. Sie werden als breite, runde Öffnung unseres Mundes sichtbar. Diese Öffnung dehnt sich nach unten in unseren Beckenboden aus. Wir werden weit und breit. Ganz gut zu spüren ist das beim Sex. Dafür müssen Sie nicht die Lauteste sein, auch stille Genießer können ein AAAAAH oder OOOOOH hauchen. Es braucht kein infernalisches Gestöhne, wie es manchmal die Filmindustrie als unabdingbar suggeriert. Es geht einfach um einen Ausdruck der Lust – und um die Öffnung des Beckenbodens.

Ebenso ist es bei der Geburt, wenn die Öffnung essenziell wichtig ist, damit das Kind geboren werden kann. Diesmal ist das AAAAAH zwar ein Ausdruck des Schmerzes, aber so wird der Beckenboden bei der Öffnung unterstützt. Das I ist in seiner phonetischen Wirkung das Gegenteil des AAAAAH. Es ist ein sogenannter Verschlusslaut. Er wirkt verschließend, hoch- und zusammenziehend. Beim knackig ausgesprochenen I zieht sich der Beckenboden nach oben, kopfwärts, und spannt sich reaktiv an. In der Wahrnehmung kann das wie eine Art Kegel erlebt werden, dessen Spitze in Richtung Bauchnabel und Körperinneres zeigt. Ähnlich wirken auch die Konsonanten T und K. Diese

Laute sind also Übungen für den Beckenboden – Wahrnehmungsschulung, Anspannung, Zusammenziehen, Entspannung, Entlastung, einfach im Alltag. Schließlich werden so die schnell arbeitenden Zuckungsmuskelfasern des Beckenbodens aktiviert beziehungsweise reaktiviert. Dadurch werden die Trampolinaktivität der Beckenbodenmuskulatur gefordert und die Verschlussmuskulatur von Harnröhre und Darm gesichert.

Diese Übungen lassen sich hervorragend in Kombination mit den Entlastungs- und Kräftigungsübungen machen oder isoliert. Im Auto, auf dem Sofa, beim Arbeiten, im Sitzen, im Liegen, wo auch immer. Das ist wahre Alltagsintegration von Technik.

Da es beim gezielten Beckenbodentraining auf ein gut abgestimmtes Zusammenspiel von Entspannung und Anspannung ankommt, werden zwei Schlüssellaute gebraucht: A und I.

Es beginnt mit der bewussten Atmung aus dem letzten Abschnitt. Danach ergänzen Sie um ein lautes, gestöhntes AAAAAH. Das kostet anfangs vielleicht etwas Überwindung. Trauen Sie sich an einem geschützten Ort ruhig. Lassen Sie dabei das AAAAAH ganz tief zwischen Ihre Schenkel wandern. Wiederholen Sie es ein paarmal. Spielen Sie mit der Lautstärke des AAAAAH, mit der Tiefe der Bewegung. Wenn Sie sich unsicher oder blöd fühlen, denken Sie an die positive Wirkung auf Ihren Beckenboden.

Wenn Sie sich in den AAAAAH-Lauten eingefunden haben, kombinieren Sie: Nach dem ausgeatmeten AAAAAH atmen Sie ganz kurz ein und sprechen bei der nächsten Ausatmung ein lautes, knackiges, spitzes und kurzes »I« – kein Ekel-I, sondern ein eher ein superkurzes Quietschen. Der Wechsel zwischen dem AAAAAH und dem I muss unmittelbar hintereinander sein.

Weitere Vibrationslaute, die den Beckenboden zum Schwingen bringen, sind: BRRR, LICK, LACK und LOCK. Auch diese lassen sich in verschiedenen Übungen und Ausgangsstellungen benutzen. Dabei wirken sie als Verstärker der Eigenkraft des Beckenbodens. Zudem kennen Sie den Verschlusslaut UI bereits vom Kaltwasserklatschen.

Das bewusste Lauten ist lustig und effizient. Es wird Ihnen ein Lächeln aufs Gesichts zaubern oder Sie sogar zum schallenden Lachen bringen. Und mehr Power in der eigenen Stimme forciert nicht nur eine reaktive Antwort der Beckenbodenetage, sondern ist in vielen Lebenslagen etwas, was Frauen gut brauchen können.

»Ein gutes Maß von allem« – Toilettenkunde

Wir verinnerlichen alles, was mit dem beckenbodenfreundlichen Toilettengang zu tun hat.

Ulrike: »Als mich die Therapeutin fragte, wie ich zu Hause auf der Toilette sitze, fand ich das schon merkwürdig – und fragte mich, was sie erwartete. Ich simulierte es also auf ihrem Patienten-WC. Hingesetzt, ein bisschen nach vorne gebeugt. Sie fragte mich dann, ob das problemlos sei mit Harn und Stuhl. War es nicht, musste ich zugeben. Wegen meiner Inkontinenz trank ich nicht so viel. Da musste ich nicht so viel aufs Klo, aber fürs ›große Geschäft‹ war das natürlich nicht gut. Ich wusste das auch, aber es war ein Dilemma, und das Trockenbleiben war mir wichtiger.«

Der größte Teil der Menschheit kann mit der westlichen Variante der Sitztoilette nichts anfangen. In den meisten Ländern sind Hocktoiletten verbreitet. Aus Sicht einer beckenbodenfreundlichen Umgebung ist das ideal.

Beim uns bekannten Sitzklo ist die Rückenmuskulatur hingegen kaum aktiv und der hintere Teil des Bauchkapselsystems nicht aktiviert. Das hat zur Folge, dass alle ankommenden Drücke nicht physiologisch weitergeleitet werden. Eine Umstellung hin zu einer physiologischeren Sitzhaltung auf unseren Toiletten bedeutet daher: wenn schon sitzen, dann nicht im Rundrücken, sondern in gerader Haltung. Auch das Vorbeugen ist in Ordnung, aber dann mit geradem Rücken. Im Zuge der letzten Loslassphase beim Stuhlgang sollten Sie zudem das Steißbein ein wenig in Richtung Toilette sinken lassen. In der Hocke geschieht das automatisch, hinzu kommt hier, dass der letzte Teil des Dickdarms gestreckt wird.

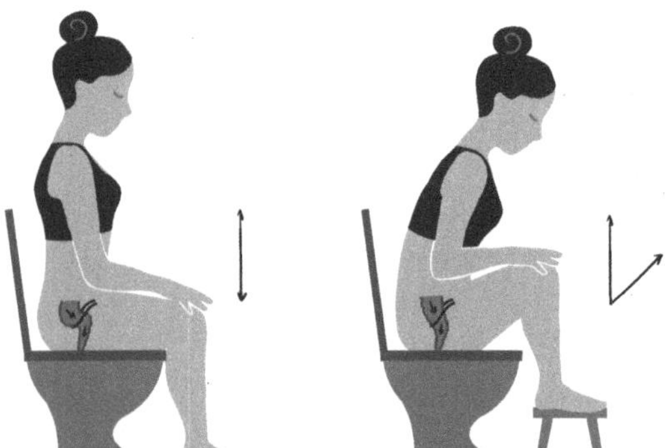

Haltung ohne Hocker	Haltung mit Hocker

In Ulrikes Geschichte wird noch ein zweiter Punkt klar: Druck entsteht nicht nur durch das Pressen, sondern auch durch festen Stuhl aufgrund einer zu geringen Trinkmenge und vielleicht auch falscher Ernährung. Dauerhafte Verstopfung – Obstipation – zählt zu den wichtigsten Risikofaktoren für Störungen im Beckenbodenbereich, vor allem für das Absinken der Organe des kleinen Beckens. Sie ist das häufigste Leiden der zivilisierten Menschheit. Viele Menschen belasten dadurch ihren Beckenboden zusätzlich. Sorgen Sie daher für einen guten Stuhlgang durch ausreichende Flüssigkeitszufuhr und ballaststoffreiche Kost. Helfen Sie Ihrem Darm durch folgende vielfältige Maßnahmen, in Schwung zu kommen: Trinken Sie vor dem Frühstück ein Glas warmes Wasser. Insgesamt sollten täglich mindestens anderthalb Liter Flüssigkeit getrunken werden – wohlgemerkt ohne das Wasser, das sich in Nahrungsmitteln verbirgt. Bevorzugen Sie saure Obstsorten wie Äpfel oder Zitronen. Gelegentlich hilft auch ein Gläschen Wein, denn das fördert die Peristaltik und wirkt abführend. Verbringen Sie außerdem nicht allzu viel Zeit auf der Toilette. Gehen Sie aber, sobald Sie den Drang spüren, und verdrücken Sie das Gefühl zu Müssen nicht, nur weil Sie gerade keine Lust oder Zeit haben. Der Darm liebt Rhythmus. Die beste Zeit ist morgens. Schaffen Sie eine schöne Atmosphäre im Toilettenraum durch Hygiene und feine Düfte. Sorgen Sie für Privatsphäre. Bewegen Sie sich im Alltag. Pressen Sie den Stuhlgang nicht heraus, sondern lassen Sie ihn gehen. Sind Sie zu verspannt, summen Sie ein »MMH« oder bringen Sie mit weit geöffnetem Mund ein »AAAAAH« heraus.

Auch bestimmte Stoffwechselstörungen, beispielsweise eine Schilddrüsenüberfunktion oder ein Kalziummangel, können eine Verstopfung begünstigen. Ebenso verhält es sich mit bestimmten Medikamenten, insbesondere Eisenpräparaten oder einigen Schmerzmitteln. Besprechen Sie sich mit Ihrem Arzt und versuchen Sie dem Ganzen auf den Grund zu gehen. Versuchen Sie Verbesserung zu schaffen. Ihre Beckenbodenstrukturen werden es Ihnen danken.

Ein weiteres wichtiges Thema beim Toilettengang ist der Hygieneaspekt. Er hat nicht unmittelbar mit der Beckenbodenmuskulatur zu tun, aber betrifft die Organe des kleinen Beckens. Der Damm stellt im äußeren Genitale eine natürliche Barriere zwischen Darmausgang und Vulva dar. Das bedeutet, es gibt eine natürliche Trennung zwischen dem Ausscheidungsort von Stuhlgang und Urin. Das ist die evolutionäre Antwort darauf, dass die Ausscheidungen getrennt bleiben sollten. Wenn massive Senkungsbeschwerden vorliegen, dann verstreicht der Damm. Das bedeutet, er wird flacher, und die natürliche Trennungsbarriere ist aufgehoben. So haben Bakterien, die aus dem Darm kommen und dort auch richtig sind, leichtes Spiel, in Richtung Vulva zu wandern, wo sie nicht hingehören und krank machen können.

Daher: Nach jedem Stuhlgang sollten Sie sich waschen beziehungsweise ein Bidet benutzen. Übrigens: Auch das ist ein Vorteil der weithin auf der Welt benutzten Hocktoilette, die nicht mit Toilettenpapier, sondern fließendem Wasser funktioniert. Da in Toiletten mit Sitzklo solche Wassernutzung nicht vorgesehen ist, braucht es ein wenig Improvisation. Sie können sich beispielsweise auf den Badewannenrand setzen und sich waschen. Die Wasch- beziehungsweise Wischrichtung muss dabei unbedingt stimmen. Das heißt, die Gegend um den After wird nur dort gewaschen und nach hinten abgewischt. Die Vulva wird nur vorne gewaschen, und es wird nach vorne gewischt. Das beugt Pilz- oder anderen Vaginalinfektionen vor.

Auch feuchte Toilettentücher sind eine Alternative, wichtig ist aber auch hier die Wischrichtung. Sollten sie parfümiert sein oder ein Seifenprodukt verwendet werden, dann sollten Sie darauf achten, dass es ein pH-hautneutrales Produkt ist. Das natürliche Milieu im Vulva-Bereich ist eher sauer, und durch übermäßigen Gebrauch von Waschprodukten kann das physiologische Gleichgewicht gestört werden.

Bei Senkungsproblemen kommt hinzu, dass eigentlich an die

Lage innerhalb des Körpers angepasste Schleimhaut nach außen verlagert ist. Sie ist aber auf eine Konfrontation mit der Luft und den dort vorhandenen Keimen nicht eingerichtet. Die natürlichen Barrieren und Schutzmechanismen des Körpers sind hier aufgehoben, und Bakterien, Viren und Pilze können einfacher eindringen als normal.

»Ein Weg aus der Misere« – Trinkverhalten

Wir begreifen, dass nicht weniger, sondern mehr Trinken bei Inkontinenz hilft.

Elisabeth: »Erst mit meiner Therapeutin habe ich einen Weg aus der Misere gefunden. Sie fragte mich in einer unserer ersten Therapiesitzungen, wie viel ich trinke. Das kam immer darauf an, was ich an dem Tag vorhatte, wegen meiner Blaseninkontinenz. Ich überlegte also immer, was ich so vorhatte. Auf Reisen, vor Veranstaltungen oder beim Kaffeekränzchen trank ich möglichst nichts, damit ich nicht auslief. Besonders seit den Wechseljahren haben sich meine Probleme verschlimmert.«

Unwillkürlich Urin zu verlieren wird als ungeheuer peinlich empfunden. Das unangenehme Gefühl der Nässe, der Geruch, womöglich sichtbare Flecken auf der Kleidung – das alles sorgt für einen hohen Leidensdruck bei Inkontinenzproblemen. Der Markt wirbt gegen die Symptome mit Binden, gegen die Ursachen mit Medikamenten, die den Harndrang mindern sollen.

Weniger zu trinken, wenn wir uns unserer Kontinenz nicht mehr sicher sind, ist der falsche Weg. Wir würden damit sowohl die Druckverhältnisse negativ beeinflussen als auch dem kollagenen Aufbau schaden, der unbedingt Wasser braucht, um sich stabil zu entfalten.

Sie wissen, dass etwa fünf bis sieben Toilettengänge pro Tag, um Urin abzugeben, normal sind. Diese Tatsache ist ein natürliches Training für den Beckenboden, denn durch die ständig wechselnden Zug- und Druckverhältnisse, die eine unterschiedlich gefüllte Blase auf die Verschlussmechanismen ausübt, werden reflektorische Mechanismen ausgelöst und bewirken ein Training von innen. Haben Sie kein Kontinenzproblem, ist damit alles gesagt. Sie tun ausreichend, um die Entleerungskompetenz Blase, Harnröhre und Harnröhrenverschlussmuskel aufrechtzuerhalten. Sollten Sie aber unter Senkungsbeschwerden, einem eingeschränkten Harnröhrenverschluss oder einem »Nachträufeln« leiden, braucht es ein stetes Training des Hohlmuskels Blase. Es geht darum, die Druck- und Lageverhältnisse auf Blase und Harnröhre wieder zu verbessern. Das gelingt zuerst am besten durch kluges Trinkverhalten, also etwa anderthalb Liter pro Tag. Aber auch eine spezielle Übung wirkt unterstützend.

Die Schlussaktion

Diese Übung schließt sich unmittelbar an den Toilettengang an. Sie lenken damit Ihr Bewusstsein auf die Verschlussmuskulatur der Harnröhre, und auch die Bauchmuskulatur wird ein wenig aktiviert.

Sie sitzen aufrecht auf der Toilette und haben soeben Ihre Harnblase entleert. Nun visualisieren Sie die Harnröhrenmanschette, um die Harnröhre zuzuschnüren. Sie atmen auf »CH« wie in »ich« aus und bewegen sich mit geradem Rücken leicht nach hinten – so lange, wie Sie ausatmen. Gleichzeitig heben Sie den Arm und schließen die Faust. Diese Geste ist ein zusätzlicher Stimulus, um die Harnröhre zu verschließen. In der Einatmung kommen Sie zurück.

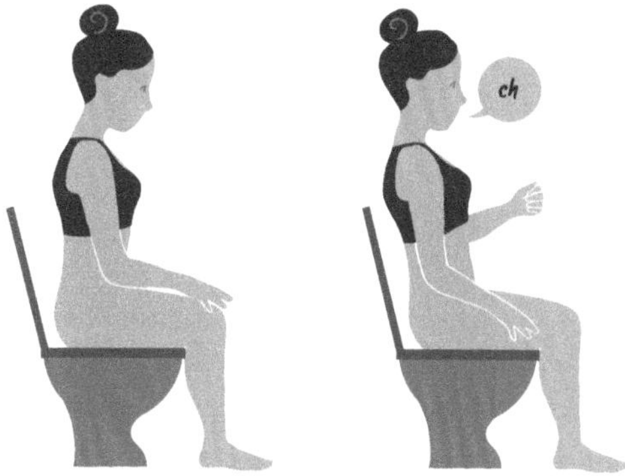

Diese Übung sollten Sie jeweils nur einmal ausführen, dafür aber nach jeder Blasenentleerung. Dementsprechend gehört sie zum täglichen, den Alltag begleitenden Übungsrepertoire.

»Die Kiste schlepp ich nicht« – Weitere Alltagstipps, nicht nur für den Beckenboden

Wir machen uns bewusst, wie viel in unserem Alltag dem Beckenboden nutzen oder schaden kann: Gewicht, Sport, Bewegung und sogar Schuhwerk.

Laura: »Früher ist es mir total schwergefallen, meinen Mann um Hilfe zu bitten. Schließlich bin ich zu Hause. Aber mittlerweile – mithilfe meiner Physiotherapeutin – habe ich einen anderen Blick auf die Problematik und das auch offen kommuniziert. Mein Beckenboden wurde durch die Schwangerschaften und Geburten der zwei Kinder belastet, mein Beckenboden ist Teil meiner Gesundheit und meiner Paarbeziehung, mein Beckenboden trägt mich und unsere ganze Familie. Und deswegen ist Hilfe für meinen Beckenboden eine hohe Priorität. Mein Mann muss dafür Zeit einräumen (wenn ich zum Training gehe), Dinge selbst tun (Getränkekisten schleppen) und einen Teil unseres Einkommens einplanen (für Pilates, Yoga und Physio).«

Der Alltag lässt Sie vielleicht selbstvergessen wie ein Wiesel im Haus herumspringen. Keine Zeit für den Beckenboden. Es sei denn, der sagt: stopp. Das tut er bei vielen Frauen beim Springen oder Joggen, denn dann reagiert er wie ein schlecht gespanntes Trampolin. Solange die Beckenbodenmuskulatur ungenügend trainiert ist oder Senkungsbeschwerden vorliegen, sind diese Aktivitäten kontraproduktiv. Während also normale Bewegungen gerade nicht vermieden werden sollen, geht es darum, besondere Belastungen zu verhindern. Meist macht man das intuitiv richtig oder kann sich unschwer vorstellen, was hilfreich ist. Zum Beispiel das Gangtraining – täglicher, unbemerkter Sport: Ein harter, knallender Fersengang würde einen geschwächten Beckenboden noch mehr belasten. Zur Entlastung ist es nicht nötig, geräuschlos zu gehen, aber sanftes Abrollen tut gut. Bei jedem Schritt setzt man zuerst die Ferse auf, und dann rollt man über den Fuß bis zur großen Zehe hin ab. Dynamisch, beschwingt. Jeder Schritt wird so zu einem gelungenen Alltagstraining für den Beckenboden, denn jede Druckveränderung unter den Füßen bewirkt eine Abfolge von Muskelaktivitäten, vor allem aber eine wechselnde Aktivität im Becken durch die Beine. Mal links und mal rechts, je nachdem, auf welchem Bein man steht. Unterstützend ist auch das richtige Schuhwerk: weich und bequem, bei passenden Temperaturen und Tätigkeiten gern auch barfuß.

Zu empfehlen ist außerdem eine gute Rückenschule, die nach Anleitung selbst durchgeführt werden kann, für die es aber auch zahlreiche Kursangebote gibt. Sie ist eine hervorragende Ergänzung zur Beübung der Beckenbodenmuskulatur. Schließlich ist die Beckenbodenmuskulatur nur ein Teil der Funktionseinheit Bauchkapsel. Das Zusammenspiel aller Muskelgruppen – einschließlich der Rückenmuskulatur – entspricht der Norm. Bei einer geschwächten Beckenbodenmuskulatur sollten die anderen Strukturen die insuffizient arbeitenden Beckenbodenmuskeln entlasten, aber sie gleichzeitig weiter integrieren.

Apropos Rückenschule: Wenn Sie sich nicht sicher sind, ob Sie gerade und aufrecht durch die Weltgeschichte gehen, können Sie gerne einmal Folgendes ausprobieren. Stellen Sie sich an die Wand. Dabei bringen Sie folgende Punkte in Kontakt mit der Wand: Hinterhaupt, Schulter, Kreuzbein und die Fersen. Achten Sie nun darauf, den Kopf nicht zu überstrecken, den Blick geradeaus zu richten, kein Hohlkreuz zuzulassen und beide Knie zu strecken. Was Sie erleben, ist eine aufrechte Haltung im Raum.

Der Rücken ist auch die entscheidende Muskulatur, wenn es ums Heben und Tragen geht. Gewichte aller Art sind am besten mit geradem Rücken zu bewältigen. Fassen Sie Gewichte immer mit beiden Händen. Muten Sie sich nie zu schwere Lasten zu. Beugen Sie beim Anheben die Beine in den Knien, sodass die Last auf den Oberschenkeln ruht und nicht aus dem Rücken kommt. Verstärken Sie Ihre Anstrengung gegebenenfalls durch ein kurzes, knackig gesprochenes I. Das Gewicht sollte immer so nah wie möglich am Körper liegen. Während des Tragens lässt sich der Beckenboden zusätzlich reaktiv aktivieren, indem Sie auf den Laut »CH« wie in »ich« ausatmen.

Gerade mit Kleinkind ist das Thema Heben und Tragen von besonderer Bedeutung: Immer wieder unterschätzen Frauen, wie viel Gewicht sie dabei recht dauerhaft herumtragen. Sei es mit einem Kindersitz, sei es allein durch das Gewicht des Kindes, das frei oder mit Trage beziehungsweise Tragetuch transportiert wird. Gerade die Autositze haben ein erhebliches Eigengewicht und können nur sehr beckenbodenbelastend einseitig schräg getragen werden. Am schonendsten wäre es noch, sie vor dem Bauch zu tragen, um den Hebel günstig zu gestalten. Insgesamt aber erweist sich ein Tragetuch oder ein handelsübliches Tragesystem zumindest für die Gehstrecken als günstiger. Hierbei liegt nämlich das Gewicht des Kindes ganz nah am Körperzentrum. Beim Heben kommt es zusätzlich auf das Ausatmen und eventuell ein unterstützendes »CH« oder »LICK« während der Belastung an. Alles Tipps, um das Heben und Tragen mit einfachen Mitteln beckenboden- und rückenfreundlicher zu gestalten.

Sportliche Aktivitäten sind im Grundsatz immer empfehlenswert. Schließlich tragen sie zu einem positiven Körperbild und Zufriedenheit bei. Doch nicht jeder Sport ist gleichermaßen geeignet, wie schon im Kapitel zu den Bauchmuskelübungen klar wurde. Besonders geeignet sind beckenbodenschonende und -stärkende Sportarten. Also: Trampolinspringen oder Joggen nicht, Schwimmen oder Yoga unbedingt, Radfahren je nach Beschwerdebild. Für die meisten Entscheidungen reicht der gesunde Menschenverstand aus, im Zweifelsfall lassen sich Arzt oder Therapeut dazu befragen. Achten Sie bei geeigneten Sportarten immer auf Ihre Atmung: Wenn es anstrengend wird, ausatmen. Geradezu vorbildlich wirkt Pilates auf diesen Zusammenhang hin: Diese Gymnastik aktiviert ihr Powerzentrum Beckenboden.

Ein medizinisches Sportgerät, das auch sinnvoll für das Training des Beckenbodens eingesetzt werden kann, ist die seitenalternierende Vibrationsplatte. Gerade für Frauen mit einem schwachen, reaktionsarmen Beckenboden und/oder Inkontinenzproblemen, letztlich aber für alle ohne neurologische Probleme, ist sie gut geeignet, wenn Sie die Motivation dranzubleiben mitbringen. Das Gerät arbeitet mit kleinen seitlichen Rüttelbewegungen, die die Muskulatur stärken und die Durchblutung anregen. Damit simuliert die Platte letztlich eine schnelle Schrittfolge, bei der, wie beim normalen Gehen ja auch, abwechselnd links und rechts das Becken bewegt wird. Die Beckenbodenmuskeln müssen sich im Versuch, das kurzzeitige Ungleichgewicht auszugleichen, schnell anpassen – und werden dabei gekräftigt.

Zum Schluss möchte ich Sie ermutigen, um Hilfe zu bitten. Das fällt nicht nur Laura aus dem Beispiel, sondern vielen Frauen schwer. Doch Unterstützung ist notwendig, um den Beckenboden nicht Überlastungen auszusetzen. Denken Sie nach, was Ihnen am meisten helfen würde. Vielleicht muss ein Kleinkind getragen werden. Oder der Einkauf bleibt im Auto, bis Ihr Partner ihn entladen kann. Rasenmäher und andere schwere Geräte heben bestenfalls nicht mehr Sie. Schließlich haben nicht nur Sie ein Interesse an einem funktionierenden Beckenboden.

»Besprich das mit deiner Blase« – Suggestion

Wir glauben an die Macht der Worte.

Indra: »Meine Reizblase hat mir lange Zeit mein soziales Leben verleidet. Als ich mich endlich entschieden habe, Beckenbodentraining zu machen, wurden mir nicht nur körperliche Übungen empfohlen, sondern auch Autosuggestion. ›Besprich das mit deiner Blase‹, sagte die Therapeutin. Ich fand das erst etwas esoterisch, wollte es aber probieren. Und tatsächlich: Mein persönliches Mantra ›Meine Blase ist ein plastisch elastisches Hohlorgan‹ hilft mir, den Toilettengang hinauszuzögern.«

Gerade bei einem nicht durch einen hohen Füllungsstand der Blase verursachten Harndrang – typisch für die Dranginkontinenz – helfen Aufschubstrategien, um die Blase ordentlich füllen zu lassen und damit den physiologischen positiven Effekt der Ausdehnung (Compliance) der Blase auszunutzen.

Drei vielversprechende Möglichkeiten sind das Speichergespräch, Fingerdruck gegen Blasendruck und das imaginäre Bonbonlutschen.

Das Speichergespräch stellt ein Mantra in den Mittelpunkt: »Die Blase ist ein plastisch elastisches Hohlorgan!« Diesen Satz nehmen Patienten mit nach Hause, wenn es darum geht, dass das Blasenfassungsvermögen wieder erhöht werden darf. Mit der Vorstellung, dass die Blase eine hervorragende Ausdehnungskapazität hat, ähnlich der eines Luftballons, kann eine Aufschubstrategie erarbeitet werden, die es der Betroffenen ermöglicht, den Urin länger in ihrer Blase zu halten. Schrittweise kann so wieder ein normales Maß an Blasenfüllung erreicht werden. Versuchen Sie es selbst, besprechen Sie mit sich, ob vielleicht noch ein bisschen mehr in die Blase hineinpasst. Machen Sie Ihrer Blase Mut. Meist kann so ein Hinauszögern des Harndrangs erreicht werden. Durch regelmäßige Speichergespräche werden Sie zunehmend sicherer, dass Ihnen eine Verlängerung des Urinspeicherns gelingt. Positive Motivation, begleitet durch Erfolgserlebnisse, führt zur Durchbrechung des Teufelskreises.

Fingerdruck gegen Blasendruck – das verhindert (kurzfristig) den Verlust von Urin oder Stuhlgang. Durch Druck auf die Klitoris wird ein Reflex ausgelöst, der die Verschlussmechanismen von Harnröhre und Darm aktiviert. Wie funktioniert das? Die Auslösung des Bulbocavernosusreflexes, so heißt diese Wirkung, ist normalerweise dafür verantwortlich, dass während sexueller Aktivität die Ausführungsgänge von Blase und Darm verschlossen bleiben. Diesen Reflex kann man aber auch völlig ohne sexuelle Stimulation durch Druck auf die Klitoris erzeugen. Der Verschlussdruck der Ausführungsgänge erhöht sich, man bleibt kontinent. Unbewusst lösen Menschen, die in akuter Entleerungsnot sind, diesen auch durch Beine übereinanderkreuzen und das Anspannen der Gesäßmuskulatur aus. Sehen Sie sich dazu nur einmal Kinder an, die dringend müssen.

Es klingt zu leicht, um wahr zu sein, aber versuchen Sie es mal mit einem Bonbon. Bei dieser Technik macht man sich die Reflexzonen-Beziehung zwischen Mund und Beckenboden zunutze. Wie beim Daumenlutschen kann durch die Vorstellung, einen Bonbon zu lutschen, und die tatsächliche Zungenbewegung des Lutschens, die Fernwirkung dieser Reflexzone ausgenutzt werden. Eine Folge ist die Reduktion von Harn- oder Stuhldrang durch Erhöhung des Spannungszustandes über den Mundraum (Diaphragma oris) zur Erfolgsregion Beckenboden (Diaphragma pelvis).

»Das ist nicht nur für die Wechseljahre« – Hormongaben

Wir finden heraus, dass lokal angewendete Hormone das Beckenbodentraining unterstützen können.

Veronika: »Ich wollte wirklich ohne Hormone durch die Wechseljahre kommen. Ich hatte große Bedenken, man hört ja so viel Widersprüchliches über die Nebenwirkungen. Meine Ärztin vermittelte mir viel Zuversicht, die ich jedoch erst nicht teilte. Ich habe dann ein lokal anzuwendendes Hormonpflaster bekommen, da waren die Beschwerden fast weg. Aber ich hatte Schwierigkeiten, mich so von Hormonen abhängig zu fühlen, und habe dann Beckenbodentrainingbegonnen, um mich selbst zu finden.«

Unterstützend bei der gleich im Folgenden beschriebenen Pessartherapie, bei Beschwerdebildern des Klimakteriums oder als eine operationsvorbereitende Maßnahme kann es sein, dass der Arzt Ihnen lokal zu verabreichende Hormone verordnet. Das geschieht üblicherweise in Form von Zäpfchen, die in die Vagina eingeführt werden.

Eine solche Hormongabe kann die Scheidenmatrix wieder etwas aufbauen und dadurch Ihre Symptome möglicherweise lindern. Das ist jedoch abhängig vom Beschwerdebild und muss daher mit einem Facharzt besprochen werden. Die meisten Frauen haben von Hormongaben, wenn überhaupt, lediglich im Zusammenhang mit der Pille, also dem Thema Verhütung, schon einmal gehört. Es ist aber wichtig, sich vor Augen zu führen, dass die Hormonproduktion ab dem 25. Lebensjahr abnimmt. Das geschieht langsam und stetig, spürbar wird es oft erst in den Wechseljahren. Deshalb ist dann eine Hormongabe mit anderem Zweck eventuell sinnvoll, die gezielt, geringer dosiert und lokal ist.

Bei Beckenbodenbeschwerden aber kann bereits in den Jahren vor dem Klimakterium die zusätzliche Gabe von Östrogenen hilfreich sein. Schließlich ist dieses Hormon unter anderem mitverantwortlich für die Kollagenproduktion. Kollagene sind wichtige Bestandteile des Bindegewebes. Dieses Gewebe hat erheblichen Einfluss auf die Stabilität und die Topografie der Organe, die im kleinen Becken liegen. Die Kollagen-Neubildung wird durch das Östrogen stark stimuliert, sodass beispielsweise bei vielen Inkontinenzformen erhebliche Verbesserungen im Beschwerdebild auftreten können. Kontraindiziert sind Östrogene allerdings in der Stillzeit, in diesem Fall muss abgewartet werden, bis diese Phase beendet ist. Eine weitere Möglichkeit sind auch hyaluronhaltige Vaginal-Zäpfchen. Sie befeuchten und verschaffen Geschmeidigkeit. Sollten Sie einer dieser Formen offen gegenüberstehen, fragen Sie Ihren behandelnden Arzt danach.

»Wie eine Stütze« – Pessartherapie

Wir informieren uns über Pessare als Stabilisatoren.

Linda: »Ein Pessar für mich? Davon habe ich nur mal bei meiner Oma gehört – oder als Verhütungsmethode. Aber da ging es ja nicht um den Beckenboden. Als mir meine Therapeutin das empfahl, war ich unsicher. Schließlich kosten solche Pessare auch ein bisschen. Vielleicht könnte man einfach einen Tampon benutzen?«

Häufiger wird von behandelnden Gynäkologen ergänzend eine Therapie mit Pessaren angeboten. Gemeint sind damit unterschiedlich geformte Hilfsmittel, die in die Vagina eingeführt werden und damit stützend, haltend und kontinenzsichernd wirken.

Zunehmend werden sie außerdem nicht nur als therapeutisches Hilfsmittel, sondern auch als Trainingsgerät eingesetzt.

Es gibt ringförmige Pessare (bei Senkungsbeschwerden und Inkontinenz), Urethra(l)-Pessare (bei Blasenvorfall und Inkontinenz), Würfelpessare (bei Zystozelen, Rektozelen, Uterusprolaps ohne Inkontinenz) oder Schalenpessare (bei Senkungsbeschwerden) aus Kunst- oder Schaumstoffen. Üblicherweise werden sie nach den anatomischen Gegebenheiten und Bedürfnissen der Patientin ausgesucht.

Je nach Beschwerdebild und Wunsch der Patientin werden Pessare zum Verbleib in der Vagina einmalig durch den Gynäkologen appliziert oder zum täglichen Wechsel durch die Patientin selbst nach Anleitung verordnet. Fast alle Pessare haben Löcher in den Seiten, damit sich kein Vakuum bilden kann. Meine Patientinnen berichten, dass es eine gewisse Übung braucht, um das Pessar täglich richtig zu platzieren. Hilfreich ist hier wiederum das Wissen um die eigenen anatomischen Gegebenheiten und die Fähigkeit, die Entwicklung der Beckenbodenmuskulatur im Therapieverlauf zu ertasten.

Grundvoraussetzung ist allerdings, dass es das richtige Pessar für die richtige Frau ist. Vielleicht müssen dazu erst mehrere Fabrikate ausprobiert werden, bis Sie das für Sie richtige Pessar gefunden haben. Dass das der Fall ist, erkennen Sie ganz einfach: Wenn das Pessar passt und an der richtigen Stelle ist, dann ist weder das Pessar noch die Senkungsproblematik zu spüren, bei Inkontinenzbeschwerden sollte eine deutliche Verbesserung fühlbar sein.

Haben Sie sich für eine solche Therapie entschieden, ist es unbedingt notwendig, regelmäßig – mindestens halbjährlich – Ihren Frauenarzt aufzusuchen, denn aktive vaginale Infektionen, Infektionen des kleinen Beckens und vaginale Blutungen mit unklarer Ursache sind Kontraindikationen der Therapie.

Pessare werden bei jüngeren Frauen genutzt, die keine operative Behandlung wünschen, oder bei älteren Patientinnen mit gleicher Entscheidung oder mit Risiken, die eine Operation unmöglich machen. Außerdem kann mit einer Pessartherapie die Zeit bis zu einer Operation überbrückt werden. Außerdem werden Pessare oft genutzt, wenn bei einem Beschwerdebild im Zusammenhang mit einer Geburt erst einmal die hormonelle Rückbildung bis zum Ende der Stillzeit abgewartet werden soll. Es ist sowohl möglich, Pessare in einer Langzeittherapie zu nutzen, als auch sie nur gezielt bei bestimmten Tätigkeiten, die Beschwerden verursachen (beispielsweise Sport, Tanzen), zu benutzen.

Nur bei einer kleinen Gruppe von Frauen sind Pessare grundsätzlich kontraindiziert. Dagegen sprechen eine extrem vernarbte und enge Scheide, eine Bestrahlung oder eine sehr ausgeprägte Atrophie – also ein Verkümmern – des Vaginalgewebes, eine nicht mehr kontraktionsfähige Beckenbodenmuskulatur, zum Beispiel bei neurologischen Erkrankungen. Zeitlich begrenzt können Pessare kontraindiziert sein, wenn eine vaginale Infektion durch Pilze oder Bakterien vorliegt.

Bei gut beweglichen Patientinnen empfiehlt es sich, das Pessar nur tagsüber zu verwenden und es täglich zu wechseln, um Druckgeschwüre und Reizungen zu vermeiden. Ein Pessar muss sauber, nicht jedoch steril sein. Es kann zusammen mit einer östrogenhaltigen Salbe genutzt werden. Sie erleichtert das Einsetzen des Pessars. Die regelmäßige Konsultation eines Gynäkologen und eine entsprechende Kontrolle sind bei einer Langzeittherapie unbedingt erforderlich. Es können nämlich durch Pessare Druckgeschwüre entstehen oder Reizungen auftreten, möglicherweise auch aufgrund einer Materialunverträglichkeit. Schmerzen und Einklemmungen werden hingegen für Sie selbst spürbar und auch ein Verrutschen – wenn das Pessar zu klein ist oder wenn es nicht richtig gesetzt wurde und sich daher unterhalb der Beckenbodenmuskulatur befindet – geschieht nicht unbemerkt.

Manchmal fragen Frauen – wie Linda –, ob nicht auch ein Tampon als Alternative angewendet werden kann. Dies ist – abhängig von den Beschwerden – gegebenenfalls möglich. Empfehlenswert sind Spezialprodukte, wie beispielsweise Schaumstofftampons. Produkte zur Monatshygiene trocknen nämlich die Scheide aus und können zu unangenehmen Nebenwirkungen führen. Wenn es sich aber um ein ausgeprägtes Krankheitsbild handelt, werden handelsübliche Tampons nichts verrichten können. Sie sind dann zu weich und bieten zu wenig Stabilisation. Tampons sind ja dafür gedacht, Blut aufzunehmen. Als Pessarersatz sind sie dann vermutlich überfordert.

»Nicht nur gut für die Liebe« – Konen

Tanja: »Mit den Konen – wenn die nicht direkt für Beckenbodenbeschwerden gedacht sind, gibt es sie auch als Liebeskugeln in einschlägigen Shops – konnte ich recht schnell Verbesserungen feststellen. So einen Konus musste ich jeden Tag für 15 Minuten in meiner Vagina sozusagen festhalten. Das hat gut gekräftigt. Aber ich habe bei einer Freundin gehört, dass sie nicht mal den leichtesten Konus halten konnte – ist also nicht für jede was.«

Nicht nur im Zusammenhang mit der Therapie von Beckenbodenbeschwerden, sondern viel eher noch im Bereich von erotischen Hilfsmitteln werden Konen angepriesen. Es handelt sich dabei um kleine Silikonkugeln mit einem Rückholband, die unterschiedlich schwer sind und meist im Set angeboten werden. Die Kosten werden von den Krankenkassen nicht übernommen.

Konen sollen die Beckenbodenmuskulatur kräftigen, können aber auch zur Diagnostik eingesetzt werden. Das geschieht, indem ein Konus mit passendem Gewicht – so viel, wie die Frau im Stehen in ihrer Vagina gut halten kann – für 15 Minuten zweimal pro Tag eingeführt wird. Der Beckenboden spannt sich durch das Gewicht reaktiv an. In Therapeutenkreisen werden sie kontrovers diskutiert.

Sofern die Konen nicht zu lange verwendet werden, ist dies sicherlich ein Mittel, um die Beckenbodenmuskulatur zusätzlich anzuregen, sich zu kontrahieren. Ich gebe allerdings Folgendes zu bedenken: Das Gewicht des Konus soll bei der Frau gerade so viel Aktivität im Beckenbodenbereich auslösen, dass sie in der Lage ist, den Konus in unterschiedlichen Ausgangspositionen – im Stehen, im Vierfüßlerstand, in der Hocke oder unterstützend bei Beckenbodenmuskelübungen – zu halten. Hat die Frau allerdings eine extrem insuffiziente Beckenbodenmuskulatur, kann die hilfreiche Zeitspanne leicht überzogen werden. Dann reagiert die Beckenbodenmuskulatur anschließend mit maximaler Erschöpfung, und die Symptome des Nichthaltenkönnens im Alltag verstärken sich. Bei bestehenden Beckenbodenproblemen gilt es also, maximal behutsam und aufmerksam vorzugehen. Wenn Sie an einer starken Beckenbodenschwäche leiden, sollten Sie zuerst besser andere Therapiemöglichkeiten anwenden. Sind Sie jedoch bereits gut im Training oder möchten präventiv kräftigend arbeiten, dann nutzen Sie gern Konen. Jedoch auch dann nicht zu lange, denn auch eine übertrainierte, verspannte Beckenbodenmuskulatur kann Probleme verursachen. Gerade bei Leistungssportlerinnen, die ihren Beckenboden stark trainieren, erhöht sich das Risiko. Die individuelle Dosis des Trainings macht es.

»Das hat so viele Verbindungen« – Elektrostimulation und Biofeedback

Wir senden unserem Beckenboden die Information, dass wir uns um ihn kümmern.

Johanna: »Das war wirklich lustig, meine Beckenbodenmuskulatur beim Biofeedback sozusagen auf dem Bildschirm zu sehen. Sobald ich meinen Beckenboden angespannt habe, war das als Ausschlag auf der Kurve sichtbar.«

Gerade bei Inkontinenzproblemen – Drang- und/oder Belastungsinkontinenz oder der Mischform sowie bei analer Sphinkterinkontinenz – und bei einem reaktionsarmen Beckenboden werden häufiger eine Elektrostimulation oder das Biofeedback von Ärzten verordnet oder von Therapeuten empfohlen. Bei den Elektrotherapien handelt es sich um Geräte, welche mittels Sonde oder Oberflächenelektroden elektrische Impulse an die Muskulatur senden und diese dadurch zur Kontraktion bringen. Es gibt die aktive und die passive Elektrostimulation. Passiv bedeutet, dass das Gerät alles macht; aktiv meint, dass die Patientin mittels willentlicher Unterstützung die Kontraktion der Beckenbodenmuskulatur aktiviert.

Das Biofeedback hingegen sendet keine eigenen Impulse, sondern visualisiert vorhandene. Mittels einer Sonde wird ein akustisches oder optisches Signal übermittelt, das Ihnen zeigt, wie stark Sie Ihre Muskulatur anspannen. Sie erhalten so eine Rückantwort – ein Feedback über den Zustand Ihrer Beckenbodenmuskulatur.

Elektrostimulations- und Biofeedbackgeräte können durch geschultes Personal oder nach einer entsprechenden Einweisung zu Hause verwendet werden. Besonders hilfreich kann eine Elektrostimulation sein, wenn die Beckenbodenmuskulatur schlecht ansteuerbar ist oder verlernt wurde, sie zu aktivieren. Die Erfolgsrate ist allerdings nicht bei allen Problemlagen gleichermaßen hoch, über die Verbesserung oder Heilung der insuffizienten Beckenbodenmuskulatur durch Elektrostimulation wird nach wie vor in Fachkreisen diskutiert. Da es sich aber um eine völlig nebenwirkungsfreie Therapie handelt, können Sie gern Ihren behandelnden Gynäkologen darauf ansprechen und einen Versuch machen.

Ist die Scheide trocken, kann zusätzlich Gleitgel für das Einführen der Elektrode notwendig sein, bei manifester Trockenheit auch eine Vorbehandlung mit östrogenhaltiger Salbe, um Schmerzen beim Einführen zu verhindern beziehungsweise Reizungen zu vermeiden. Abgesehen von dieser Symptomatik ist die Elektrostimulation aber schmerzfrei.

Kontraindiziert ist die Elektrostimulationstherapie, wenn eine bedeutende Restharnbildung, ein Harnwegs- oder Vaginalinfekt vorliegt, ein Blasen- oder Darmschrittmacher gelegt oder ein Herzschrittmacher eingesetzt ist, während der Schwangerschaft oder bei einer Krebs- oder anderen Geschwulsterkrankung.

»Immer am Ball bleiben« – Nachsorge nach Beckenbodenoperationen

Wir verstehen, dass eine Operation nicht das Ende, sondern nur der Anfang ist.

Erika: »Bei mir wurde die Blase mittels eines Netzimplantats hochgehängt. Nun kann ich den Urin wieder viel besser halten. Aber ich habe Schmerzen und das Gefühl des Drucks nach unten. Die Ärzte finden nichts und sagen, es braucht einfach noch Zeit. Aber nun sind zwei Monate vorbei. So lange habe ich mir das nicht vorgestellt.«

Es gibt Beschwerdebilder, bei denen eine Operation unumgänglich ist – beispielsweise wenn das betroffene Gewebe nekrotisch, also abgestorben ist. Viel häufiger jedoch kann eine konservative Behandlung probiert werden oder hat sogar große Erfolgsaussichten. In diesem Fall ist dieses nicht operative Vorgehen immer vorzuziehen – konservativ bedeutet dann: Goldstandard.

Eine Operation behebt viele Diagnosen. Aber: Sie ist ein Eingriff mit eigenen Risiken – Stichwort: Operationsfolgen wie Inkontinenz oder Schmerzen, beispielsweise durch intravaginale Narben –, sie ist nicht immer erfolgreich – Stichwort: Rezidive, also Wiederkehr der Erkrankung trotz erfolgreicher Operation –, und sie entbindet nicht von einer anschließenden ganzheitlichen Therapie. Gerade dann, wenn wesentliche Mitverursacher der Erkrankung, beispielsweise massives Übergewicht oder chronische Bronchitis, nicht positiv durch den Patienten selbst beeinflusst werden, ist das Risiko einer Wiederkehr der Symptomatik relativ hoch. Daher sollten zunächst allgemeine Hinweise zur Verbesserung der Gesundheit und konkrete konservative Mittel für mindestens drei Monate ernsthaft angewendet werden.

9 »Mir macht das doch Spaß« – Sexualität

Stella: »Wie sollen wir unser Leben als sexuell aktives Paar leben? Werde ich überhaupt noch Sex haben können? Keinen mehr zu haben, das wäre eine Vollkatastrophe. Sex ist ja auch Bindung. Die Kinder waren ja schon hin und wieder Belastung für die Beziehung, aber wenn Sex wegfällt, was dann? Außerdem macht mir Sex auch Spaß. Aber jetzt habe ich gar keinen Kopf dafür. Oder vielleicht den Kopf, aber nicht meine Weiblichkeit. Ich bin doch so gerne eine Frau. Ich liebe es, schön zu sein, begehrt zu werden von meinem Mann. Mich selbst attraktiv und sexy zu finden ist einfach toll. Ich fand mich gut – bis das hier kam.«

Lockere Kommunikation über Sexualität!? Sexuelle Anspielungen, sexistische Witze, freizügige Fernsehwerbung oder Titelbilder auf Illustrierten, Ergebnisse wissenschaftlicher Studien über die Orgasmusfähigkeit von Mann und Frau sind überall zu finden. Viele Menschen kommen selbst in der Öffentlichkeit keineswegs ins Stottern, wenn es um Sex geht.

Doch die Frage, was tatsächlich in den meisten Partnerschaften sexuell geschieht, bleibt oft unbeantwortet. So entstehen falsche Bilder, die in einer Leistungsgesellschaft nicht selten für starken Druck sorgen. Weniger als zweimal pro Woche geht nicht? Ein Orgasmus muss sein? Schwierigkeiten darf es nicht geben?

Als Therapeutin werde ich gerade wegen solcher hoher Erwartungen häufig bezüglich des Themas Sexualität angesprochen.

Über die Dauer der Therapie hinweg baut sich ja zu vielen Patientinnen eine große Nähe auf, und sonst gibt es meist niemanden, mit dem die Frauen sprechen können oder wollen. Es sind viele kleine und größere Fragen, die angesprochen werden. Sofern es in meinen Möglichkeiten steht, versuche ich gemeinsam mit den Patientinnen individuelle Lösungen zu finden. Allerdings verweise ich auch schon mal die eine oder andere zu einem Sexualtherapeuten oder zu einer nochmaligen Konsultation beim Gynäkologen. Ich bin offen für sämtliche Fragen diesbezüglich, aber manches übersteigt meine fachliche Kompetenz. Dafür schaue ich oft ganzheitlicher auf die Thematik. Es stellt sich also immer die Frage, wer der geeignete Ansprechpartner ist. Wer kann die erste Anlaufstelle sein, wenn Missempfindungen, Orgasmusschwierigkeiten oder Schmerzen auftreten? Das gilt es auszuloten.

Gerade für jüngere Frauen stellt der offene Umgang mit dem Thema Sexualität in der Regel keine große Hürde dar. Das ist ein großer Vorteil, und ich wünsche mir das auch für meine älteren Patientinnen. Sie schämen sich oft mehr und sind etwas verhaltener in ihren Äußerungen. Verallgemeinern kann man das nicht, es liegt an jedem selbst, auch diesen Aspekt anzusprechen oder auf vorsichtige Nachfragen von mir einzugehen.

Sicher ist, dass die therapeutische Beschäftigung mit der Beckenbodenmuskulatur den Umgang und die Empfindung in diesem Bereich verändert. Das hat indirekt auch Einfluss auf die gelebte und erlebte Sexualität.

Sexualität ist eine höchst individuell empfundene Angelegenheit. Sie sollte zu persönlicher Zufriedenheit und Glück führen, ohne sich dabei allzu sehr an den Bildern zu orientieren, die medial vermittelt werden. Nur dann kann sich Sexualität in all ihren Spielarten so facettenreich entwickeln, wie das wünschenswert ist.

Der Kosmos Sexualität ist groß. Hier tummeln sich Freude, Leidenschaft, Spaß, Mainstream und Ausgefallenes, aber auch Problemlagen wie Libidostörungen, erektile Dysfunktionen und Orgasmusstörungen. Alle Gefühle und Erlebnisse rund um den persönlichen Umgang mit Sexualität sind ein Resultat aus der bisherigen Lebenserfahrung, der persönlichen Körperwahrnehmung, den ethischen, religiösen, kulturellen oder moralischen Einflüssen – auch aus der Erziehung heraus –, der individuellen Persönlichkeitsstruktur, der sozialen und vielleicht beruflichen Stellung, dem sozioökonomischen Status, dem persönlichen Netzwerk, Kindheitserlebnissen, sexuellen Begegnungen und nicht zuletzt dem gesundheitlichen Zustand. Diese lange Aufzählung macht klar: Es ist eine große Vielfalt von Erfahrungen, die Sexualität im Allgemeinen und auch den Umgang mit ihr im Zusammenhang mit den Krankheitsbildern des Beckenbodens beeinflusst.

»Sex sells – aber mehr nicht« – Kosmos Sexualität

Wir begreifen, dass Sexualität uns zwar ständig umgibt, aber die Auseinandersetzung mit unserer eigenen Sexualität nicht zwingend einfacher macht.

Olga: »Es ist jetzt schon Wochen her, dass mein Mann und ich zusammen waren, und ich spüre, es kommt langsam Druck auf. Er ist so typisch angespannt, wie meistens, wenn wir längere Zeit nicht zusammen waren und er unbefriedigt ist. Aber mir steht einfach nicht der Kopf danach. Gelegentlich habe ich schon Lust. Lust auf ihn, auf mich, auf Sex. Ich glaube, er spürt, dass etwas mit mir nicht stimmt.«

Viele Menschen tun sich schwer, über ihre Sexualität zu sprechen. Die Tatsache, dass die äußere Welt voll von Hinweisen auf Sexualität ist, ändert daran wenig. Im Gegenteil, gerade das macht es möglicherweise noch schwerer, über persönliche Befindlichkeiten, Wünsche und Sorgen zu sprechen. Denn die eigene Sexualität hat bei den meisten Menschen wenig mit dem Werbebild, der Filmwelt oder der Lockerheit selbst ernannter Promis zu tun.

Zwischen oft anstrengendem Alltag und Beckenbodenfragen drängt sich die Lust auf das Zusammensein bei vielen nur manchmal ins Rampenlicht. Und wird dort allzu oft von dem Gedanken an die möglichen spürbaren Folgen von Beckenbodenbeschwerden von der Bühne geschubst. Viele Frauen schildern, dass die Rückkehr zu einer erfüllten Sexualität während oder nach einer Therapie bedeutet: Es fühlt sich ein bisschen an wie vor dem ersten Mal. Aufregende Spannung, aber nicht nur neugierig, sondern auch verunsichernd. Es geht darum, sich zu trauen, Mut zu haben, manchmal sogar die eigene Angst zu überwinden.

Viele Frauen wünschen sich, dass der Partner sie so sieht und empfindet, wie er sie kennt. Sie wollen die Frau sein, die er aus der Vergangenheit kennt und attraktiv findet. Ein begehrter Mensch und ein Objekt der sexuellen Begierde. Doch dann ist da dieses große Aber: die Veränderung durch das Beschwerdebild. Eventuell ist da Angst, dass er etwas sehen könnte, das er ablehnt. Etwas, das er als störend oder gar eklig empfindet.

So aber ersticken Sie Ihre Lust im Keim. Jeder Gang vor den Spiegel wird dann eine Inspektionsreise, die nur auf Defizite ausgerichtet ist. Da ist eventuell das eine oder andere Kilo an der falschen Stelle, Spuren von Schwangerschaften, Verletzungen oder des Alters. Brüste sind zu groß oder zu klein, mit Milch gefüllt oder angeblich verwelkt. An der Vulva ist womöglich bei

Senkungsbeschwerden zwischen den leicht gespreizten großen Schamlippen das vorgefallene Gewebe erahnbar, der Harnröhrenausgang erinnert an eine Inkontinenz, der Venushügel vielleicht an dauernde Schmerzen. Keine guten Voraussetzungen für eine schöne Sexualität, ob mit 18 oder mit 80.

Und gerade weil viele Frauen zwar umgeben sind von Sextalk auf allen Kanälen und Produktangeboten für jede Art der Befriedigung, baut sich ein Wunschbild auf, dem die meisten realen Menschen nicht entsprechen. Das müssen sie auch nicht, denn es geht um Einzigartigkeit. Und diese Einzigartigkeit kennen viele Frauen gar nicht. Vor dem genussvollen Beisammensein gilt es also, sich selbst zu kennen. An dieser Stelle möchte ich Sie noch einmal zur äußeren und inneren Tastreise einladen.

So lässt sich vielleicht auch Angst überwinden, die eine wichtige Rolle spielen kann. Sexualität ist ein komplexes Thema, sie ist ein Teil von uns – mehr oder weniger hoch bewertet. Wie viel Leidensdruck durch ein Fehlen oder eine unbefriedigende Sexualität entsteht, ist unterschiedlich. Das Maß an Leid ist ein essenzieller Moment, um zu entscheiden, ob eine therapeutische Behandlung sinnvoll ist. Einige meiner Patientinnen werden deshalb auch von einem Sexualtherapeuten mitbehandelt.

»Wie sag ich's meinem Mann?« – Offene Kommunikation

Wir trauen uns, das Tabu mit dem Partner zu besprechen.

Wanda: »Ich fühlte mich so offen und habe im Internet gesucht, was man da machen kann. Meine Rettung waren Konen, die ich jetzt benutze. Ich habe es meinem Mann nicht gleich gesagt. Ich hatte Bedenken, dass er mich entweder auslacht oder denkt, dass ich mir jetzt einen Ersatz für ihn suche. Schließlich werden diese Konen überall als Liebeskugeln angepriesen. Aber als ich mich ihm offenbarte, meinte er nach einigen Wochen, er habe das Gefühl, dass ich enger werde und auch selbstbewusster.«

Beckenbodenbeschwerden sind auch deshalb oft mit großem Leid verbunden, weil Frauen mit dieser Belastung allein bleiben. Sie trauen sich nicht, mit ihrem Partner über die Problematik zu sprechen. Nicht jedem Partner fallen entsprechende Veränderungen auf.

Doch für die meisten Beziehungen ist eine erfüllte Sexualität wichtig. »Es« miteinander zu tun bestätigt auf eine sehr exklusive Art und Weise die Beziehung zum Partner. Dass ein Paar sich liebt, drückt sich oft auch im intimen Zusammensein aus – und das kann durch Beckenbodenbeschwerden aus objektiven Gründen, viel häufiger aber aufgrund von Sorgen, was und ob es sexuell »geht«, beeinflusst und beeinträchtigt sein.

Immer wieder wird daher in meinen Therapien – meist, wenn ich die Patientinnen schon etwas besser kenne – die Frage gestellt: Wie und was soll ich ihm erzählen? Ich empfehle meist, den Partner nicht sofort in alle Details von Diagnose und möglichen Folgen einzuweihen, sondern sich erst einmal selbst ein Bild zu machen. Übrigens nicht nur theoretisch, sondern auch praktisch mit den Tastreisen. Danach ist es in einer vertrauensvollen Partnerschaft Zeit für ein ehrliches Gespräch.

Ein erster Ansatz könnte vielleicht so aussehen: Sie könnten berichten, dass Sie erkrankt sind. Falls es einen Zusammenhang zu einem Lebensereignis, beispielsweise Schwangerschaft und Geburt, oder zu Lebensumständen, wie ständiges Herumschleppen von Kindern, gibt, kann auch das erwähnt werden. Das Problem sollte einfach erklärt werden. Die wichtigste Botschaft für Ihren Partner sollte sein, dass es Zeit, Verständnis und Schonung braucht, um wieder auf die Beine zu kommen. Unterstützend ist oft hilfreich zu erwähnen, wenn Sie einen Arzt und/oder einen Therapeuten konsultiert haben sowie wenn eine Diagnose vorhanden ist. Auf Aussagen über die Größe und Schwere der Verletzung können Sie unter Umständen verzichten. Gerade bei Senkungsbeschwerden ist es vielleicht so, dass der Partner dies beim Zusammensein gar nicht registriert und verunsichert wäre. Andererseits kann es Ihnen wichtig sein, gerade das Ausmaß anzusprechen, um Verständnis zu erzeugen für Ihre vielleicht ungewohnte Zurückhaltung, die mit Ihrem erschütterten Körperbild zu tun hat.

Wann der passende Zeitpunkt dafür ist, können Sie selbst entscheiden. Irgendwann wird der Moment für Sie der richtige sein. Meine Empfehlung ist: besser früher als später. Am besten ist immer eine Gesprächskultur, die es zulässt, stufenweise über alles zu sprechen. So, dass der Partner Teil des Heilungsprozesses werden kann beziehungsweise positiv zu diesem beiträgt.

Vielleicht kann diese Kommunikation sogar das erste Mal sein, dass Sie Ihre Vorstellungen klar ausdrücken. Denn in vielen Beziehungen wird Sexualität kaum besprochen. Eine gesunde sexuelle Beziehung zwischen zwei Menschen kann aber nur auf einem guten Maß an Vertrauen fußen. Wenn Sie sich nicht öffnen können, um Ihrem Partner Ihre Vorlieben offen mitzuteilen, kann es schwer sein, Erfüllung im sexuellen Bereich zu finden. Bedürfnisse bleiben womöglich unbefriedigt, wenn der andere nur rät, was Ihnen zusagt. Um das eigene Verlangen mitteilen zu können, bedarf es einer guten Portion Selbstvertrauen und eines guten Körperempfindens. Beides können Sie durch Wissenserweiterung und praktische Körperarbeit trainieren. Ihr Beckenbodentraining ist dafür unbedingt geeignet. An Ihren Erkenntnissen sollten Sie Ihren Partner teilhaben lassen. Sogar wenn Sie auf der Basis unausgesprochener Harmonie seit Jahren ein gutes

Miteinander gefunden haben, kann die veränderte Situation durch Ihre Beckenbodenbeschwerden ein guter Anlass sein, um über sich wandelnde sexuelle Wünsche zu sprechen.

»Da steht mir mein Kopf im Weg« – Loslassen und Vertrauen

Wir finden heraus, dass es zuerst um unsere Gedanken geht, danach um unseren Körper.

Franka: »Die Vorstellung, dass mein Mann mich in meinem Defizit entdeckt und dadurch die Lust an mir verlieren könnte, ist größer als meine eigene Lust. Meine Angst ist größer als das Wissen darum, dass Sex zu unserer Beziehung dazugehört. Und die Angst ist im Moment auch größer, als das Risiko einzugehen, dass er sich vielleicht eine andere sucht. Ich beame mich auf jeden Fall mit meiner eigenen sexuellen Lust einfach runter.«

Franka spricht von einer »Vorstellung«, die dafür sorgt, dass Sex ein Ding der Unmöglichkeit ist. Sie grübelt – wie viele Frauen –, ob sie mit ihrem Beschwerdebild überhaupt noch die Sexualität ausleben kann, die sie früher offenbar genossen hat und unter anderen Umständen vermisst.

Das Abwarten macht die Sache nicht leichter, sondern erhöht den Druck. Ideal ist – das wurde im letzten Abschnitt deutlich – eine gute Kommunikation. Wenn sie gegeben ist und die Sorgen fortbestehen, hilft oft eines: der Sprung ins kalte Wasser. Dabei helfen Zeit, Raum, Ungestörtheit. Innere Lockerheit erreichen Sie vielleicht mit einem leckeren Glas Wein, Wohlfühlkleidung und passender Beleuchtung. Erst muss es Ihnen gut gehen, bevor das auch zu zweit so werden kann. Ganz wichtig: Ihr Zusammensein hat ein offenes, unbestimmtes Ende. Lassen Sie passieren, was Sie passieren lassen wollen. Jederzeit können Sie steuern, was sein soll und wie weit es gehen darf. Es muss nicht Sex sein, kann es aber, wenn Ihnen der Sinn danach steht.

Je nach Lebensumständen braucht es womöglich einen Babysitter (der abgepumpte Milch aus der Flasche füttern kann), ein Hotelzimmer (gern auch am eigenen Wohnort), ein schönes Essen. Sie kennen am besten die Stimmung und die Bedingungen, die es braucht. Vertrauen Sie in einer langjährigen Beziehung auf die vielen Jahre der Vertrautheit, das Wissen um die Nähe. Sie haben sicher eine Vorstellung davon, was den Partner auf Touren bringt und was Ihnen selbst gefällt. Womöglich haben Sie durch die Beckenbodenarbeit dazu ja auch ganz neue Impulse bekommen.

Doch bevor der Beckenboden überhaupt wichtig wird, geht es um Vertrauen – und Wissen. Die Kenntnis darüber, dass das sexuelle Lustorgan bei der Frau die Klitoris ist, ist dabei eine Grundvoraussetzung. Zudem gibt es vielseitige erogene Zonen, die entdeckt werden wollen. Es geht immer um die Bereitschaft und den Willen, sein eigenes persönliches Glück, aber auch das des Partners erfüllt zu sehen. Wie das geht, muss jedes Paar selbst herausfinden, auch durch unterstützende Kommunikation sowie praktische Lenkung. Das funktioniert wunderbar, wenn Vertrauen die Basis ist und ein bisschen Mut dazukommt. Dann gibt es unzählige Wege, sich gegenseitig Lust zu bereiten.

Geht es um die Penetration an sich, können je nach Beschwerdebild unterschiedliche Verhaltensweisen unterstützend sein: Bei einem reaktionsarmen Beckenboden können Sie gezielt Anspannungsübungen nutzen, die Sie selbst Ihren Beckenboden fühlen lassen. Inkontinenzprobleme verschwinden am ehesten aus Ihren Gedanken, wenn Sie sicher sein können, dass Blase und Darm aktuell nicht gefüllt sind. Senkungsbeschwerden sind häufig in der Missionarsstellung gar nicht fühlbar für den Partner.

Loszulassen und Vertrauen zu haben mögen große Hürden sein, werden aber belohnt. Durch ein hoffentlich beglückendes Erlebnis, das beim nächsten Mal nicht mehr so viel Druck erzeugt. Wenigstens ein Aspekt in Ihrem Beschwerdebild wäre damit gelöst oder zumindest angegangen.

Sollte tatsächlich für Sie oder den Partner etwas zu spüren sein, sollten wirklich Schmerzen auftreten, können Sie immer noch reagieren. Spontan aufhören. Die Situation erklären. Neue Wege gehen. Die Konsequenzen daraus sind nicht größer als jetzt, da sie rein hypothetisch sind. Sexualität mit Beckenbodenbeschwerden neu zu entdecken bedeutet: Gewissheit.

»Da ist er irgendwie angestoßen« – Anatomische Veränderungen

Wir erfahren, dass es manchmal Veränderungen im Sexleben braucht.

Nadine: »Es hat sich schon anders angefühlt. Ich bin nicht sicher, ob das mit meiner Anspannung zu tun hatte oder ob es sich tatsächlich körperlich anders angefühlt hat. Dafür will ich mir noch Zeit geben. Aber in meinem Empfinden ist meine Scheide kürzer geworden. Kann das sein? Oder spinne ich jetzt komplett?«

Unabhängig vom Befund kann sich das Empfinden von sexueller Begegnung durch Beckenbodenbeschwerden ändern. Das hat auch mit der neuen Wahrnehmung, vielleicht auch der psychischen Belastung zu tun. Aber auch tatsächliche anatomische Veränderungen können spürbar werden.

Es ist wichtig, diese selbst einordnen zu können, wofür die äußere und innere Tastreise besonders wichtig sind. Schon dadurch lässt sich nämlich oft feststellen, ob dem Partner anatomische Veränderungen auffallen (können). Oder auch, was sich besonders angenehm anfühlt und was eher störend ist. Was wehtut und was guttut.

Einige Patientinnen berichten – wie Nadine – von einer Verkürzung oder Verengung der Scheide. Nicht nur beim Sex, sondern auch beim Umgang mit einem Tampon. Gerade bei Senkungsbeschwerden hat das einen physiologischen Grund, denn das vorgefallene Gewebe verändert die Verhältnisse in der Scheide und kann dazu führen, dass Tampon oder Penis drücken oder sich die Scheide verkürzt anfühlt, nämlich an dem Punkt, an dem das gesenkte Organ dort Platz beansprucht.

Zumeist ist eine solche Veränderung nicht in jeder Haltung gleichermaßen spürbar – weder für Sie noch für Ihren Partner. Probieren Sie einfach aus. Bei Senkungsbeschwerden ist meist die Rückenlage am angenehmsten. Viele Frauen berichten, dass sich dabei alles »ganz normal« anfühlt. Auch die leicht schräge Seitlage wird oft als günstig empfunden, vor allem, weil die eigenen Arme lang genug sind, um in dieser Stellung klitoral zusätzlichen Genuss zu geben. Das Gefühl der Verkürzung ergibt sich – anatomisch logisch – eher in der aufrechten Haltung: im Stand, beim Sitzen auf dem Partner. Da ist gegebenenfalls ein Anstoßen zu spüren, das auch unangenehm oder schmerzhaft sein kann.

Bei Inkontinenzproblemen eignen sich Stellungen, die möglichst wenig Druck auf Blase oder Darm ausüben. Welche das sind, lässt sich leicht ausprobieren. Viele Betroffene berichten, dass Stellungen, bei denen der Partner von hinten eindringt, sowie solche, bei denen das Becken hoch gelagert ist, als angenehm empfunden werden. Zudem sind Stellungen geeignet, bei denen Sie die Führung übernehmen. Oft sind nämlich schon leichte Veränderungen der Stellung ausreichend, um die Druckverhältnisse zu ändern. Viele Frauen leiden übrigens nicht unter Inkontinenz bei der Penetration oder beim Koitus – dem Höhepunkt –, selbst wenn im Alltag Inkontinenzprobleme bestehen. Schließlich sind beim Menschen eigentlich während dem Sex Blase und Darm fest verschlossen. Unterstützend helfen eine leere Blase und ein leerer Darm aber natürlich, körperlich und seelisch entspannter zu sein.

Frauen mit der Diagnose »reaktionsarmer Beckenboden« beschreiben ihre Beschwerden oft als das Gefühl, nach unten vollkommen offen zu sein. Dieser Mangel an Spannung kann beim Sex dazu führen, dass sich die Vagina nicht gewohnt eng um den Penis schmiegt. Durch die fehlende Reibung kommen Sie vielleicht weniger zum Orgasmus. Das kann durch andere Formen des sexuellen Miteinanders ausgeglichen werden. Sollten Schmerzen auftreten, weil das Gewebe nicht genügend stimuliert wird, ist möglicherweise ein Gleitmittel hilfreich.

Bei starker Anspannung im Beckenboden, besonders bei Vaginismus, ist Sex ohne Schmerzen oft gar nicht möglich. Eine gute Kommunikation mit dem Partner, Sexualität, die nicht auf die Penetration fokussiert ist, und gegebenenfalls Unterstützung durch eine Sexualtherapeutin sind in einem solchen Fall besonders wichtig.

»Genießen und trainieren gleichzeitig« – Vibrator

Wir kriegen unser Sexspielzeug medizinisch »verordnet«.

Nadine: »Gerade nach der Geburt hatte ich schon einige Hemmungen, was Sex und meinen Beckenboden betrifft. Mit einem Vibrator (für innen und außen) habe ich mich dann buchstäblich vorgetastet.«

Vibratoren gibt es heute in allen Farben, Formen und in verschiedener technischer Ausstattung. Für den Therapiezweck reicht eine einfache Ausstattung, aber vielleicht soll er ja nicht nur dafür sein. Denn hier verbindet sich das Angenehme mit dem Nützlichen.

Viele Frauen mit Beckenbodenbeschwerden haben Probleme beim Sex – oder schon beim Gedanken daran. Das ist nachvollziehbar: Ein Bereich des Körpers, der krank oder verletzt ist, löst nicht unbedingt lustvolle Gedanken aus.

Der Vibrator kann hier ein Therapiegerät sein, das einerseits diagnostisch wirkt und andererseits ermöglicht, den Partner erst einmal nicht mit im Blick haben zu müssen. Denn wie der Vibrator genutzt wird, hängt nur von einer Person ab: von Ihnen selbst. Das Gerät hat keine Erwartungen und keine vorgeschriebene Anwendung. Ebenso wie seine Alternativen: Ein Blick ins Internet genügt, um ungezählte Varianten zu entdecken. Erzählungen über die wohltuenden Wirkungen von elektrischen Zahnbürsten, Duschköpfen und vielem mehr, lassen eine ungeahnte Kreativität erkennen.

Viele Frauen haben Sorge, sich durch Beckenbodenbeschwerden für den Partner anders oder unangenehm anzufühlen. Ein Vibrator oder ein anderes Hilfsmittel kann helfen zu spüren, ob beispielsweise Organsenkungen tatsächlich fühlbar sind. Ebenso ist es möglich, damit zu testen, wie sich eine Penetration selbst anfühlt – verursacht sie Schmerzen, Druck oder andere unangenehme Gefühle? Welche Bewegungen sind angenehm, machen Lust und führen zum richtigen Maß von Anspannung und Entspannung? – Der Vibrator hilft dabei, die eigene Beckentopografie noch besser kennenzulernen und das Beschwerdebild richtig einordnen zu können. Seine Nutzung kann auch helfen, die Angst zu verlieren, es könnte etwas kaputtgehen oder noch mehr geschädigt werden. Sollte nicht explizit ärztlicher oder therapeutischer Rat dagegensprechen, ist allein das Schmerzempfinden ausschlaggebend.

Die Übung ist ganz einfach, wenn Sie sich selbst bereit fühlen. Es gibt keinen Zwang. Suchen Sie sich einen geschützten und ungestörten Raum. Sollten Sie erstmals mit einem Vibrator zu tun haben, betrachten Sie ihn erst einmal von außen, probieren Sie gleichsam als Trockenübung verschiedene Funktionen aus. Sie können nun versuchen, sich klitoral, von außen, zu stimulieren. Danach nehmen Sie Ihren Vibrator und führen ihn in die Scheide ein, gegebenenfalls hilft auch ein Gleitmittel. Konzentrieren Sie sich ganz auf sich selbst. Fühlen Sie nach, wie sich Ihr Inneres, das Sie eventuell von Ihrer Tastreise bereits kennen, anfühlt. Prüfen Sie, ob es Widerstände in Ihrer Vagina gibt. Fühlt sich irgendetwas verändert an verglichen mit der Zeit vor den Beckenbodenbeschwerden? Empfinden Sie ein Fremdkörpergefühl? Nehmen Sie vergleichend mit Ihren Fingern wahr, welche Empfindungen Sie haben. So ist es auch im Zusammensein mit dem Partner vielleicht möglich, die Sorge wegzuschieben, fühlbar anders zu sein. Oder aber eine spürbare Veränderung kann dem Partner kommuniziert werden, damit es einen guten Weg gibt, mit ihr umzugehen.

Vielleicht bekommen Sie sogar richtig Lust auf sich oder den Partner und gelangen durch passende Praktiken sogar zu ganz anderen Genüssen als nur zur Beckenbodenprüfung. Das wäre dann gleich doppelt günstig, denn ein Orgasmus stellt das beste Beckenbodentraining dar, das man sich überhaupt vorstellen kann.

Zu lesen oder in einer Therapie zu hören, dass ein Vibrator als Therapieinstrument empfohlen wird, kann einen positiven Druck auslösen, der Sie möglicherweise über ein paar Zweifel hinweg initiativ werden lässt – genau so weit, wie Sie es wünschen.

So erschließt sich ein wichtiger Teil der eigenen Sexualität, bei der die wirkliche Kraft des Powerzentrums Beckenboden deutlich wird – eine Freude mit und an sich selbst.

»1000 Wege zum Happy End« – Orgasmus

Wir lernen das wunderbare Vibrieren als natürliches Training kennen.

Linda: »Ich war immer der Meinung, dass das mit dem Orgasmus nicht so wichtig ist. Sex hat mir auch so immer viel Spaß gemacht mit meinem Partner. Aber seitdem ich das Beckenbodentraining für mich entdeckt habe, weiß ich doch, was ich daran habe. Mein Beckenboden ist fit, und ich kann mich durch An- und Entspannen schon schön in Stimmung bringen. Ein intensives, ganz seltsames Gefühl. Mein Partner spürt es beim Sex auch deutlich, wenn ich an- und entspanne, und es gefällt ihm.«

Das effektivste Beckenbodentraining sind Selbstbefriedigung und guter Sex.

Warum das so ist, wird klar, wenn man sich den anatomischen Aufbau der Beckenbodenmuskulatur noch einmal in Erinnerung ruft. Zur untersten Etage der Beckenbodenmuskulatur gehören die Verschlussmuskeln für Darm, Blase und Vagina. Letztere sind wichtig für den sexuellen Genuss. Der sogenannte Musculus bulbospongiosus verengt den Scheideneingang. Er springt nur bei Erregung an und umschließt die Vagina, was beiden Sexpartnern zusätzlich zu mehr Erregung verhilft. Der Beckenboden ist in seiner muskulären Arbeit auf Durchhalten und Dauerleistung ausgelegt. Etwa 70 bis 80 Prozent seiner Fasern sind sogenannte Slow-Twitch-Fasern, die auf Dauerbelastung bei wenig Energieverbrauch ausgelegt sind. Der Rest sind schnelle Fast-Twitch-Fasern. Sie führen die reaktionsschnellen Bewegungen innerhalb der Beckenbodenmuskulatur aus. Je mehr Spaß und Lust Sie haben, desto schöner ist der Sex, aber desto intensiver ist auch das natürliche Beckenbodentraining.

In puncto vaginaler Lustgewinnung stehen mehrere Möglichkeiten zur Verfügung. Die Penetration, die Stimulation des G-Punktes, des A-Punktes und sogenannte Vaginalmassagen. Die Vagina ist mit sensiblen Nervenenden ausgestattet. Im vorderen Abschnitt, dem vaginalen Eingang, finden sich diese Nervenendigungen vermehrt. Stellungen sind oft entscheidend für den Lustgewinn. Um herauszufinden, ob, wie, wo und was die sexuelle Lust steigert, bedarf es einiger Experimentierfreudigkeit. Die Art und Weise des Lustgewinns ist nicht immer gleich. Lust ist nicht nur von der Technik, sondern auch von Umgebungsfaktoren abhängig. Viele Frauen berichten, dass sich mit zunehmender Reife Veränderungen ergeben – in fast allen Fällen zum Positiven hin. Begründet wird dies meist mit zunehmender Erfahrung, Gelassenheit, dem richtigen Partner, ausbalancierten Lebenssituationen und Selbstbewusstsein. Jedoch ist Lust nicht gleichzusetzen mit einem garantierten Orgasmus. Für die meisten Frauen ist die ausschließliche vaginale Stimulation nicht ausreichend, um zum Höhepunkt zu kommen. Die Verbundenheit zum Partner wird trotzdem bestätigt. Nach vielen Studien wird für etwa 70 Prozent der Frauen eher von klitoraler Orgasmusfähigkeit gesprochen.

Um aber überhaupt einen Orgasmus erleben zu können, bedarf es des Wissens um sich selbst. Entdecken Sie sich daher auf unterschiedlichste Art. Suchen Sie Ihre erogenen Zonen auf. Sorgen Sie für die richtige Atmosphäre. Nehmen Sie sich Zeit. Lassen Sie Ihre Gedanken frei. Erfahren Sie, was Ihnen Spaß macht. Nicht zwingend für einen Orgasmus, aber für

Befriedigung. Alles, was dem jetzt empfundenen Glück dient, ist gut.

Und auch Wissen kann helfen. Viele Frauen haben keine Vorstellung, was eigentlich beim Orgasmus passiert. Ursprüngliche Erregungen – zum Beispiel Streicheleinheiten, Küsse oder lustvolle Gedanken – befeuern unsere Lust auf mehr. Der Begriff Orgasmus bedeutet »etwas heftig wollen« – wir wollen Lust auf Lust. In der ersten Phase wird die Vagina innerhalb von 10 bis 20 Sekunden feucht (Lubrikation) und vermehrt durchblutet. Die Schamlippen schwellen an und öffnen den Scheideneingang. Die Klitoris erigiert, wird größer, schwillt an und wird noch reizempfänglicher. Die Sensibilität im gesamten genitalen Trakt ist erhöht. Pulsfrequenz und Blutdruck steigen. Die Muskelspannung steigt. In der zweiten Phase wird ein Erregungsplateau erreicht. Lust dominiert diese Phase. Das Venengeflecht der Vagina – die sogenannte orgastische Manschette – füllt sich, und der Umschluss des Penis wird stärker. Dadurch verengt sich der Eingang der Scheide. Erst die dritte Phase ist der eigentliche Orgasmus. Blutdruck und Herzfrequenz sind hoch, die Atmung beschleunigt. Die Muskulatur in der Scheide, alle drei Ebenen des Beckenbodens sind angespannt. Unter Wellen und Zuckungen kontrahieren sich alle beteiligten Muskelgruppen. Je nachdem, wie intensiv der Orgasmus erlebt wird, finden drei bis zwölf solcher Kontraktionen statt. Die vierte Phase dient der Entspannung. Herz-, Puls und Atemfrequenz sinken, die Venengeflechte lassen das Blut wieder abfließen. Die orgastische Manschette, die Schamlippen und die Klitoris schwellen ab. Dies geschieht alles relativ schnell. Im Inneren der Vagina bleibt das Erregungsniveau allerdings noch etwas länger erhalten. Gerade für Frauen aber gilt: Nach dem Sex ist vor dem Sex. Frauen sind zu multiplen Orgasmen fähig. Das Gefühl des Orgasmus wird von Frauen trotz gleicher physiologischer Vorgänge unterschiedlich erlebt. Wellenartige Gefühle, schönes Kribbeln, rhythmische Kontraktionen oder noch andere Empfindungen sind möglich.

Neben dieser unmittelbaren körperlichen Ebene passiert auch Folgendes: Wenn Sie etwas in die Vagina hineinführen, egal ob das ein Penis oder irgendetwas anderes ist, beispielsweise ein Dildo oder ein Vibrator, dann übernimmt das Tier in uns. Da evolutionär gesehen das Wichtigste am Sex die Fortpflanzung ist, weiß die Vagina, was sie zu tun hat. Das Ziel ist Kontraktion für die Vagina und, über sie, Reiz auf den Penis. Durch die Kontraktion wird das Sperma des Mannes zum Zielort Gebärmutter transportiert. Im Idealfall führt der weibliche Orgasmus dazu, dass der Gebärmuttermund leicht nach unten in Richtung Vagina gebracht wird, man kann sich das fast als eine pickende Bewegung des Gebärmuttermundes in Richtung Vagina vorstellen. Außerdem kommt es während des Sex zu erhöhter Durchblutung sämtlicher Gewebe. Und Durchblutung ist generell hilfreich, denn Beckenbodenbeschwerden sind häufig mit Stauungsproblematiken im kleinen Becken verbunden. Sex ist dafür Therapie, eine Massage von innen. Schließlich gibt es noch einen dritten Aspekt, der aber manchmal vergessen wird: Guter Sex entspannt und lässt das Leben positiver aussehen. Schöne Momente sind wichtig. Wenn ich könnte, würde ich Ihnen gern Sex oder Selbstbefriedigung »verordnen«.

Die Betonung liegt dabei aber unbedingt auf Lust und Spaß. Ein achtloser Umgang mit Ihrer Weiblichkeit bewirkt genau das Gegenteil. Sexualität mit Beckenbodenproblemen ist eine Zeit der spannenden Neuentdeckung und der gefühlvollen Anpassung an veränderte Gegebenheiten. Und ein hervorragendes Workout für das Powerzentrum Beckenboden.

10 »Jetzt bin ich wieder frei, glücklich und unbeschwert« – Blick in die Zukunft

Wir stellen fest: Die Versteinerung weicht dem Lächeln.

Xenia: »Man ist sich gar nicht so bewusst, bei wie vielen Bewegungen des Alltags der Beckenboden so alles mitmacht. Irgendwie bei allem. Die Beckenbodenmuskulatur ist ein ausdauernder und ständig arbeitender Muskel. Das ist mir erst in der Therapie bewusst geworden. Genauso wie die Tatsache, dass ich auch zähle. Ich als Frau mit dem Wunderwerk meines Körpers.«

Dieses Buch kann ein erster Schritt sein, um Frauen ins Gespräch über ihren Beckenboden zu bringen. Das ist nämlich nicht selbstverständlich. Viele behalten das Thema Beckenbodenbeschwerden lieber für sich. Gespräche über den Beckenboden sind schließlich immer intim und intensiv. Es geht ja schließlich um einen komplexen, ernsten und im Alltag oft allumfassend erlebten Inhalt. Aber intensiv heißt auch: unterhaltsam und aufschlussreich. Es gibt viele Möglichkeiten, Ihr Powerzentrum Beckenboden zu stärken.

Es ist nicht zwangsläufig nötig, mit seiner Krankheit hausieren zu gehen, aber eine Stelle zu kennen, bei der man auch auf andere Betroffene trifft, das Wissen, aktiv etwas für sich selbst tun zu können, ist vonnöten.

Liegen akute Krankheitszeichen vor, braucht es zunächst Untersuchung, Diagnose und Rat eines oder mehrerer erfahrener Spezialisten. Eine Operation kann ein Weg sein. Sie sollte aber auf jeden Fall immer der letzte Schritt sein, wenn konservative Mittel nicht den gewünschten Erfolg zeigen. Weit häufiger sind Bewusstmachung, Bewusstseinslenkung und Physiotherapie – gegebenenfalls in Kombination mit Hormongaben – die ersten Mittel der Wahl. Sie machen deutlich, dass es sich lohnt und oft sogar unbedingt nötig ist, lebenslang am Beckenboden zu arbeiten, um ihn zu aktivieren oder zu reaktivieren.

Die Beübung des Beckenbodens verlangt nach hoher Konzentration, nach guter Beobachtung des eigenen Körpers und vor allem nach Disziplin und Nachhaltigkeit. Die Arbeit am Beckenboden muss, wie das Atmen, zu einer Selbstverständlichkeit werden. Bis zu einhundert kleine, aber aktive Übungen pro Tag werden zum Erfolg führen. Das ist Ihre Aufgabe, genau wie die all jener Frauen, die in meinem Buch zu Wort gekommen sind. Sie alle haben beschlossen, ihr Schicksal und ihre Gesundheit in die eigene Hand zu nehmen und aktiv etwas für sich zu tun. Ihre Erkrankung hat viele dieser Frauen am Anfang in die Isolierung geführt. Viele fühlten sich alleine. Doch sie alle fassten Mut, Isolationen und Tabus aufzubrechen. Jede Maßnahme für den Beckenboden stabilisierte und zeigte: »Ich bin wichtig.«

Oft fragen mich Patientinnen: Wie wird es weitergehen mit mir und meinem Beckenboden? Ich bin keine Frau vor einer Glaskugel. Doch aus jahrelanger Erfahrung lässt sich sagen: Bei vielen Beckenbodenproblemen ist im engeren Sinne keine vollständige Heilung möglich. Das muss aber auch gar nicht sein. Es geht darum, beschwerdeärmer und bestenfalls beschwerdefrei zu werden. Das heißt: Die Gefahr ist nicht ganz gebannt, und Sie sollten weiterhin die Selbstdisziplin aufbringen, regelmäßig etwas für Ihren Beckenboden zu tun. Aber wenn Ihre Beckenbodenmuskulatur wieder aufgebaut ist und wenn sich eine normale Gewebestruktur gebildet hat, dann wird aus einer Akutsituation hoffentlich ein Bereich werden, der besondere Fürsorge braucht, jedoch nicht krank ist. Sie dürfen sich immer daran erinnern: Eine Hälfte Ihrer Leistung haben Sie erbracht, wenn Sie die von Ihnen erarbeitete Kraft der Beckenbodenmuskulatur und der Bauchkapsel aufrechterhalten. Die andere Hälfte geht von der Zusammenarbeit der synergetisch arbeitenden Gewebe in Ihrem Becken aus, die Sie unterstützen können.

Therapeuten wie ich helfen Ihnen dabei, Ihre Erfolge zu verstetigen. Ich empfehle Ihnen daher eine jährliche Auffrischung Ihres Beckenbodenbewusstseins bei einem Physiotherapeuten. Es gibt schließlich immer wieder neue Erkenntnisse, Methoden und Hilfsmittel.

Ganz persönlich wünsche ich Ihnen, dass Sie aus der inneren Konzentration auf eines der Zentren Ihrer Weiblichkeit – den Beckenboden – Stärke gewinnen, zum Leben wieder beherzt Ja sagen. Dass das geht, zeigt sich bei vielen meiner Patientinnen. Wenn sie ihren Beckenboden wieder im Griff haben, sind sie energiegeladener. Ihre Aufmerksamkeit richtet sich wieder auf andere Dinge des Lebens. Die Freude kehrt zurück, die Dynamik – und vor allem ihr Lächeln. Die Rückgewinnung der Kontrolle über ihr körperliches System macht sie frei, glücklich und unbeschwert.

Ständige aktive Kontrolle des Beckenbodens verzerrt die inneren Orientierungen im Leben, ebenso wie das Äußere. Frauen in meiner Therapie verändern sich deshalb auch nicht nur im Beckenboden, sondern auch im und vor allem am Kopf. Aufeinandergepresste Lippen und nach unten verzogene Mundwinkel machen nach meinen Beobachtungen häufig im Laufe der Wochen entspannten Gesichtszügen Platz. Die Versteinerung weicht, die Verkrampfung löst sich. Freude und Zuversicht können nun wieder Raum im Leben der Betroffenen einnehmen.

Diese schönen Aussichten sollten Motivation genug sein, an

den Übungen dranzubleiben. Die Beckenbodenmuskulatur sollte also zunächst hin zum Normtonus, Ihrer persönlichen Muskelspannung im Normalzustand, trainiert und danach auf diesem Level gehalten werden. Das braucht Disziplin. Wir alle kennen das: Mit dem Üben wird es besser, die Symptome gehen zurück, man fängt an, nachlässig zu werden oder Aufgaben gar zu vergessen, und zack wird es wieder schlimmer. Das frustriert – und muss nicht sein. Besser ist es, wenn Beckenboden-Übungen zum täglichen Brot werden, das Sie aus einem inneren Hunger und in Vorfreude auf den wunderbaren Geschmack zu sich nehmen. Am Anfang – da möchte ich nicht drum herumreden – muss das durch Disziplin initiiert werden. Irgendwann verselbstständigt es sich. Das Übungsrepertoire kann fast zu einer wohltuenden Sucht werden. Es kann etwas werden, das Genugtuung und Freude verschafft.

11 Zehn Take-aways für das Powerzentrum Beckenboden

Unterstützung für den Beckenboden im Alltag

1. Wahrnehmungsschulung und Bewusstmachung der Beckenbodenmuskulatur im Alltag
2. Achtung Körpergewicht: Jedes zusätzliche Kilo = Kilo für den Beckenboden
3. Husten und Niesen in aufrechter, rückwärtsgewandter Haltung
4. Richtiges Aufstehen über die Seitenlage, Sitzen mit geradem Rücken, aufrechtes Gehen
5. Immer wenn's anstrengend wird: ausatmen
6. Nicht Joggen, nicht Hüpfen, keine Sit-ups bei Senkungsbeschwerden und Inkontinenzen
7. Physiologisches Heben und Tragen, das heißt: nicht zu schwer, nur mit geradem Rücken
8. Ausreichend trinken, mindestens 1,5 Liter am Tag
9. Ballaststoffreiche Kost für pressarmen Stuhlgang und kurze Toilettengänge
10. Alltags- und Spezialübungen: Kräftigung bei hypotonem, Entspannung bei hypertonem Beckenboden

Unterstützung für den Beckenboden durch gezielte Übungen

1. Entspannungs- und Entlastungsübungen in Knie-Ellenbogen-, Bauch- und Rückenlage in Kombination mit Verschlusslauten
2. Mobilisierende Übungen durch kreisende Bewegungen zur Verbesserung der Lagesituation der Organe im kleinen Becken: rotierender Po, zeichnende Sitzknochen, Ziffernblatt
3. Wahrnehmungsübungen zur Bewusstmachung der Beckenbodenmuskulatur: Spirale, Aprikose/Reiskorn/Sandkorn
4. Unterarm-Liegestütz mit beginnender Aktivierung der umgebenden Muskelgruppen
5. Kräftigungsübungen: (einseitiger) Beckenlift, Lick Lack Lock
6. Kneippsche Anwendungen und Kaltwasserklatschen zur Verbesserung der Durchblutung und Einfluss über die Hautzonen auf die Organe
7. Bauchkapselaktivierung: Atmungs- und Stimmübungen, aufrechtes Stehen, Stehpendel, Ballpresse im Einbeinstand, Rumpelstilzchen
8. Notfallmanagement bei Inkontinenzen: Speichergespräch, Fingerdruck gegen Blasendruck, Bonbonlutschen
9. Physiotherapeutisch begleitetes Üben allein oder in der Gruppe – Beckenboden- oder Wirbelsäulengymnastik, Yoga oder Pilates –, beispielsweise nach dem Tanzberger-Konzept und auf der seitenalternierenden Vibrationsplatte
10. Muskelstärkung durch Elektrotherapie und Wahrnehmungsschulung durch Biofeedback

12 Intensivkurs: Anatomie des Beckens

Elena: »Ich bin jemand, der es gerne genau weiß. Wenn ich nicht verstehe, was da los ist und wie das alles funktioniert, kann ich mich nicht gut auf eine Behandlung einlassen. Außerdem will ich ja wissen, wo ich übe.«

Unser Becken ist die Wiege des Lebens. Von ihm geht die Stärke aus, uns als aufrechte Wesen durch die Welt zu bewegen. Das Becken ist Dreh- und Angelpunkt der Fortbewegung. Sie können sich Ihren Beckenboden wie das Fundament eines Hauses vorstellen. Dann wird klar: Ohne die perfekte Ausrichtung und den komplexen Aufbau unseres Beckens und seine Funktionen können Menschen nicht gut durchs Leben gehen.

Wer sich mit dem Thema Beckenboden beschäftigt, kommt ohne das Wissen um die Anatomie des kleinen Beckens nicht aus – und braucht bestenfalls auch Kenntnisse über die ihn umgebenden Strukturen. Der Beckenboden ist neben seiner Stabilisierungsfunktion ein Teil des Körpersystems, das für den reibungslosen Ablauf der Ausscheidung von Urin und Stuhlgang und für die Auslebung unserer Sexualität mitverantwortlich ist. Für Sie als Frau ist der Beckenboden zudem jener Teil des Körpers, der es ermöglicht, einem Kind das Leben schenken zu können, es heranwachsen zu lassen und es schließlich zu gebären.

Beckenbodentraining gelingt besser und zielgerichteter, wenn Sie bewusst um seinen komplexen Aufbau wissen. So gelingt es dynamisch aktiv, kontinent und sexuell aktiv zu bleiben oder wieder zu werden.

Es ist gut, Ihre Beckenbodenbeschwerden nicht nur ärztlicher und therapeutischer Diagnostik und Behandlung zu überlassen. Eigene Ressourcen zu erkennen und zu nutzen hilft nicht nur Ihrem Powerzentrum in der Körpermitte, sondern auch Ihrem Selbstbewusstsein. Sie sind es, die viel dafür tun können, dass Ihre Beckenbodenbeschwerden geringer werden oder sogar gänzlich verschwinden. Dabei hilft das Wissen, was in diesem verborgenen Teil geschieht.

Ein kleiner Hinweis noch, bevor wir loslegen mit dem Intensivkurs, der Sie zu einer Expertin für Ihren Beckenboden macht: Ich werde im Folgenden generell die deutschen Bezeichnungen im Text verwenden. Die lateinischen Bezeichnungen, manchmal sind es sogar mehrere, sind in Klammern ergänzt. Vielleicht benötigen Sie diese, um medizinische Befunde zu verstehen.

Das weibliche Becken

Das Becken ist der untere Abschnitt unseres Rumpfes. Es ist das Verbindungsstück zwischen Bauch (Abdomen) und Beinen. Von außen ist es mit Haut überzogen. Darunter liegen Muskeln, Bänder und Nerven und schließlich die eigentlichen Knochen. Die weibliche Figur mit ihrer typischen Sanduhrform wird maßgeblich durch die Form des Beckens bestimmt, denn das weibliche Becken ist breiter und niedriger als das männliche. Die Aufgaben des Beckens bestehen darin, das von oben kommende Gewicht auf beiden Beinen gleichmäßig zu verteilen und uns einen aufrechten Gang zu ermöglichen. Es beinhaltet und schützt zahlreiche Organe und Funktionssysteme, die in ihm liegen.

Insbesondere ermöglicht es die Entwicklung eines Kindes in der Gebärmutter und seine Geburt durch den Beckenausgang.

Betrachten wir das Becken, sehen wir die Beckenkämme, dazwischen den Bauch und weiter unten die Symphyse, über der die Schambehaarung liegt.

Von der Seite nehmen wir ebenfalls den Beckenkamm mit seinen Übergängen nach vorne zum Bauch und nach hinten zum Po wahr.

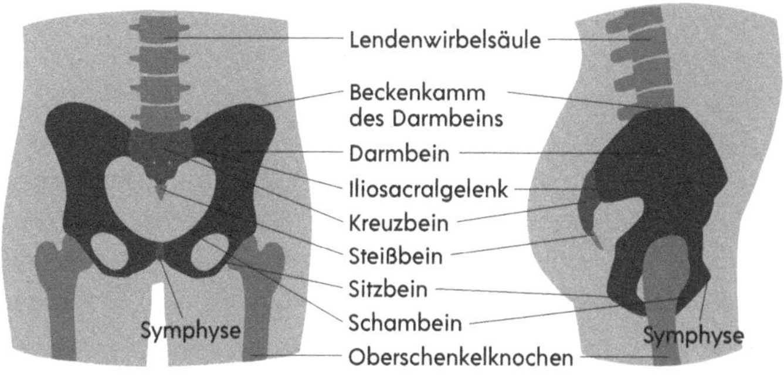

Das knöcherne Becken (Ansicht von vorne und von der Seite)

Im Inneren wenden wir uns nun zuerst den formgebenden knöchernen Strukturen des Beckens (Os coxae) zu.

Das knöcherne Becken hat drei Abschnitte: das Darmbein (Os ilium), das Sitzbein (Os ischii) und das Schambein (Os pubis). Die deutschen Bezeichnungen und Namen beschreiben die Funktion (Sitzen, Verbergen der Scham) oder die Nähe zu einem Organ (Darm).

Diese knöchernen Strukturen müssen mit dem Rest des Skelettsystems verbunden sein. Das geschieht über weitere Knochenverbindungen, die zusammen mit dem Darm-, Scham- und Sitzbein den sogenannten Beckengürtel bilden: das Kreuzbein (Os sacrum) und das Steißbein (Os coccygeus). Die Knochen des Beckens sind erheblich daran beteiligt, unsere alltägliche Mobilität sicherzustellen. Ohne unsere Knochen könnten wir uns nicht bewegen oder uns hinstellen. Wir wären quallengleich wabbelig und zu keiner der für den Menschen typischen Fortbewegungsarten in der Lage.

Wie alle Knochen in unserem Körper sind auch die Knochen im Becken die Ansatz- und Ursprungspunkte für Bänder, Muskeln und Sehnen, die vor allem dort ansetzen, wo Knochen keine feste, sondern eine flexible Verbindung eingehen: in Gelenken. Ein für viele Menschen unangenehm spürbares Gelenk ist das Kreuzbein-Darmbein-Gelenk (Iliosakralgelenk). Es liegt, wie der Name sagt, am Berührungspunkt von Kreuz- und Darmbein, ist straff und wenig beweglich. Von ihm wird die vom Oberkörper kommende Last aufgefangen und auf die Hüftgelenke und die Symphyse verteilt. Damit wird das Gehen, mit mal rechts, mal links bewegtem Bein, ermöglicht – ohne dass wir dabei hin- und herpendeln wie ein Schiff bei Wellengang. Da das Iliosakralgelenk darauf ausgerichtet ist, Normalkräfte zu übertragen, ist es mit außergewöhnlichen Zugkräften rasch überfordert und verursacht dann Beschwerden. Das geschieht häufiger bei Organsenkungen, die dann durch Bänder (Ligamente) beständig Zug auslösen.

Das Becken ist anatomisch in ein großes und ein kleines Becken eingeteilt. Denken und meinen wir den Beckenboden, dann richtet sich all unsere Aufmerksamkeit auf das kleine Becken.

Das kleine Becken (Pelvis minor)

An der Innenseite des Beckenknochens verläuft eine gedachte Linie: die bogenförmige Beckeneingangslinie (Linea terminalis). Sie grenzt das große Becken – oben – und das kleine Becken – unten – voneinander ab.

Das große Becken stellt, anatomisch betrachtet, den unteren Teil der Bauchhöhle (Cavitas abdominalis) dar. In ihm befinden sich ein s-förmiger Abschnitt des Dickdarms (Colon sigmoideum) und ein Teil des Dünndarms (Ileum), die Harnleiter (Urethra) und diverse Venen, Arterien, Nerven sowie Lymphbahnen. Alle Organabschnitte des großen Beckens sind vom Bauchfell überzogen.

Das kleine Becken ist nicht mehr Teil der Bauch-, sondern der Beckenhöhle (Cavitas peritoneale pelvis). Bei der Frau ist das kleine Becken der Beginn des Geburtskanals. Frauen, die bereits ein Kind bekommen haben, erinnern sich bestimmt daran, dass die Hebamme oder der Frauenarzt irgendwann einmal, meist gegen Ende der Schwangerschaft, erwähnt hat: »Das Köpfchen des Kindes liegt im kleinen Becken.« Das bedeutet, es befindet sich nun unterhalb jener Beckeneingangslinie.

Das kleine Becken können wir uns wie eine Schüssel vorstellen, die den tragenden Abschluss unseres Oberkörpers bildet. Es beherbergt folgende Organe: Mastdarm (Rektum), Harnblase (Vesica urethra), Harnröhre (Ureter), Eierstöcke (Ovarien), Eileiter (Tuben), Gebärmutter (Uterus) und Scheide (Vagina). Umgeben sind sie von Bindegewebe, Bändern, Nerven, Arterien und Venen. Wo die einzelnen Elemente regelrecht liegen, das bestimmen Mediziner mithilfe gedachter Linien.

Das sind ganz schön viele Organe und ihre Unterstützungs- und Versorgungseinheiten für einen solch kleinen Raum. In ihm

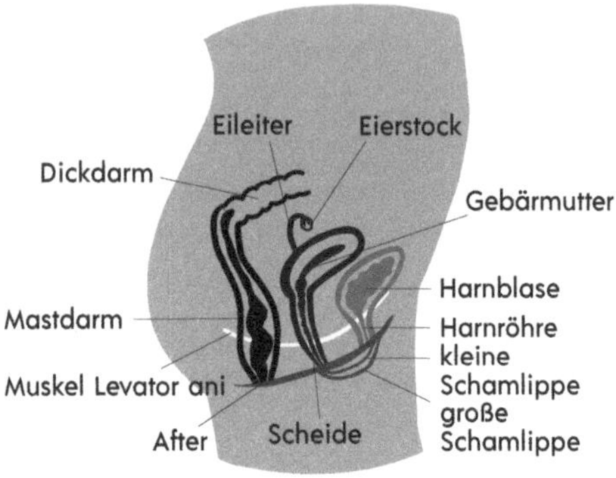

Die Organe des kleinen Beckens

drängen sich drei Funktionssysteme, die im gesunden Zustand fein aufeinander abgestimmt agieren: das Ausscheidungssystem für den Urin, jenes für den Stuhlgang und das Fortpflanzungssystem. Sie liegen in engem Kontakt zueinander, haben aber völlig unterschiedliche Aufgaben.

Das Funktionssystem für die Ausscheidung von Urin

Die Harnblase (Vesica urinaria)

Die Harnblase ist der Beginn des unteren Harntrakts und zählt zu den ableitenden Harnwegen. Sie liegt im kleinen Becken und wird folgendermaßen begrenzt: von vorn durch die Symphyse, von oben durch die Gebärmutter und das Bauchfell, von hinten durch die Scheide, von unten durch die Beckenbodenmuskulatur. Die vordere Begrenzung durch die Symphyse ist im leeren Zustand gegeben. Mit zunehmender Füllung ragt die Blase in einen Verschieberaum hinter der Symphyse (Spatium retropubicum) und bewegt sich dabei in Richtung Nabel. Während sich die Blase füllt, bewegt sie auch die Organe in ihrer unmittelbaren Umgebung. Dabei schiebt sie die Gebärmutter nach oben und hebt dadurch das Bauchfell (Peritoneum) an.

Die Harnblase wird anatomisch in Blasenscheitel/Blasenspitze (Apex vesicae), Blasenkörper (Corpus vesicae), Blasenboden (Fundus vesicae) mit Blasendreieck (Trigonum vesicae) und Blasenhals (Cervix vesicae) unterteilt. Am Blasenboden münden die beiden Harnleiter (Ureter) von den Nieren kommend ein. Die Harnröhre (Urethra) tritt am Blasendreieck am Blasenhals aus.

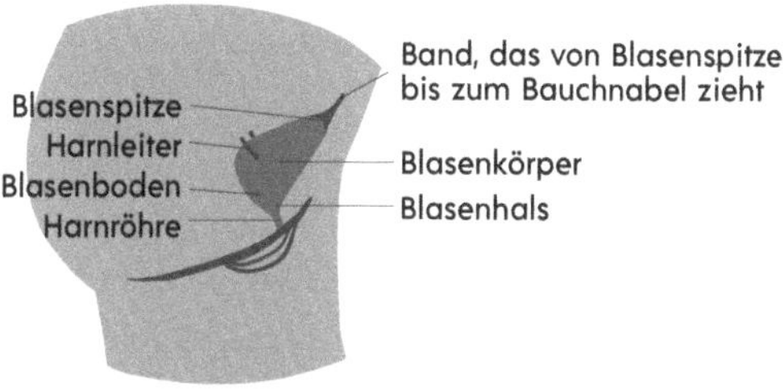

Die Harnblase

Bänder, Faszien und Muskeln sowie die Nähe zu den umliegenden Organen wirken mit, die Blase trotz ihrer unterschiedlichen Füllungsstände auf Position zu halten. Es gibt ein paar wichtige Mitspieler in diesem System: Der erste ist das Schambein-Blasen-Band (Ligamentum pubosvesicalia/Ligamentum pubourethralia/Urethralspange). Dieses Band liegt zwischen Blasenboden bzw. Blasenhals, dem Schambein und dem seitlichen Beckenrand. Es läuft von der Symphyse aus zum Blasenhals, umringt den Blasenboden von der Seite und gelangt dann hinter die Blase. Dort verbindet es sich mit einer starken Sehne im Becken, die an die Beckenbodenmuskulatur (Levator ani) angebunden ist. Das Band stabilisiert die Blase und die Harnröhre nach vorne und auch quer. Der zweite Mitspieler ist das mittlere Nabelband (Ligamentum umbilicale mediana). Durch dieses Band wird die Blase nach oben hin gezogen, was insbesondere bei größeren inneren Druckanstiegen, beispielsweise beim Niesen, ein Absinken der Blase verhindert. Der Vollständigkeit halber noch die anderen Haltebänder und -muskeln: der Harnblasen-Scheiden-Muskel (Musculus vesicovaginalis), das seitliche Harnblasenband (Ligamentum vesicae laterale) und das mittlere Harnblasenband (Ligamentum vesicae medianum).

Die Blase ist ein elastisches Hohlorgan aus glatter, also unwillkürlich arbeitender Muskulatur, das Urin auffangen, sammeln und speichern kann. Die Muskulatur wird unterschieden in den Blasenentleerermuskel (Musculus detrusor vesicae) und den internen Blasenschließmuskel (Musculus sphincter vesicae internus). Diese Muskeln werden von Ästen des Sympathikus und Parasympathikus versorgt. Der Parasympathikus regelt die Entleerung der Harnblase. Durch seine Aktivierung können wir urinieren. Der Sympathikus regelt die Füllung der Harnblase. Solange er aktiviert ist, füllt sich die Harnblase mit Urin.

Die Form der Blase ist abhängig von ihrem Füllungsstand. Gefüllt ist sie kugelförmig, geleert dreieckig. Im ungefüllten Zustand liegt sie in Falten. Dadurch ist sie in der Lage, sich auszudehnen und sich wieder zu verkleinern.

Eine gesunde Blase bemerken wir nicht, außer wenn sie sich meldet, um geleert zu werden. Jedoch gibt es eine Reihe von Beschwerdebildern, die die Blase spürbar machen. Akut ist das beispielsweise bei einer Entzündung der Blase (Cystitis) der Fall, chronisch zum Beispiel bei einer Reizblase, das heißt, einer Überaktivität der Blase, bei der ständig und fast überfallartig Harndrang fühlbar ist, obwohl auf der Toilette nur kleine Harnmengen abgegeben werden können.

Die Harnröhre (Urethra)

Um die gesammelte Urinmenge aus der Harnblase auszuscheiden, braucht es eine Verbindung: die Harnröhre. Die weibliche Harnröhre ist deutlich kürzer als die des Mannes, etwa 2,5 bis 5 Zentimeter. Der Durchmesser beträgt ca. 8 bis 12 Millimeter. Sie besteht weitgehend aus glatter, unwillkürlich arbeitender Muskulatur und ist elastisch. Hinzu kommen weitere Muskelanteile, die ihre Fähigkeit sichern, den Urin abzulassen: der innere unwillkürliche und der äußere willentlich beeinflussbare Verschlussmuskel (Musculus sphincter urethra internus und externus).

Man unterteilt die Harnröhre in einen oberen (proximalen) und unteren (distalen) Harnröhrenabschnitt. Der obere reicht vom Blasenhals bis zum äußeren Verschlussmuskel. Dies ist bei der Diagnostik von Bedeutung, denn nur er ist für die Kontinenzsicherung von Bedeutung. Wir müssen uns das System in folgender Weise vorstellen: In der Blase herrscht während der Füllungsphase Niederdruck, in der Harnröhre im Vergleich zur Blase ein Überdruck. Der Druck innerhalb der Harnröhre steigt mit zunehmender Blasenfüllung kontinuierlich an. Gewährleistet wird dieser Druckaufbau durch das kollagenhaltige und bindegewebige Gitterfasergerüst der Harnröhre und ein Venengeflecht unterhalb des Blasenhalses. Der erhöhte Druck in der Harnröhre verhindert das Auslaufen der Blase, bis willentlich der Schließmuskel geöffnet wird und der Druck sinkt. In der Diagnostik wird zur Prüfung dieses Vorgangs ein Urethradruckprofil erhoben.

Die Harnröhre verläuft parallel zur Vorderseite der Scheide hinter dem Schambein. Das obere Drittel ist locker von Bindegewebe (Spatium vesivovaginale) umgeben, die unteren zwei Drittel sind fest mit der vorderen Scheidenwand verwachsen. Sie ist außerdem mit der oberen und mittleren Ebene der Beckenbodenmuskeln verhaftet und durchzieht den Beckenboden an der Durchtrittspforte zwischen der oberen und mittleren Ebene der Beckenbodenmuskulatur (Hiatus urogenitalis). Die Harnröhre mündet vor dem Scheideneingang in den Scheidenvorhof (Vestibulum vaginae). Alle Haltestrukturen der Harnröhre selbst und die Befestigungen der Scheide – zusammen als pubourethrales Ligament bezeichnet – stützen und sichern die Lage stabil ab. Die benannten Strukturen nehmen aber auch direkten Einfluss auf die Harnröhre und ihre Funktionsweise. Das bedeutet: Kommt es zu einer Veränderung der Scheidenmatrix, dem Bindegewebe der Scheide, kann es zu Störungen im Miktionsverhalten kommen. Das ist beispielsweise öfter im Alterungsprozess der Fall, sodass Frauen im klimakterischen Wandel gehäuft am Phänomen der Reizblase oder an Druckinkontinenz leiden.

An der Kontinenzsicherung wirken zudem weitere Teile eines komplexen Systems mit: Die Verschieberäume (Spatien) vor der Blase und zwischen Blase und Vagina (Spatium retropubicum und Spatium vesicovaginale) komprimieren die Harnröhre zusätzlich, wenn es zu einem plötzlichen Anstieg von Drücken – beispielsweise beim Lachen, Husten, Niesen oder auch Stolpern – kommt. Zu guter Letzt ist auch unsere Körperhaltung im Raum von Bedeutung. Stehend arbeitet die Beckenbodenmuskulatur effizienter als liegend. Therapeutische Übungen werden deshalb oft im Stehen ausgeführt, es sei denn, die Spannungssituation im Becken ist so geschwächt, dass das gesamte System erst einmal aktiviert werden muss. Wenn im Liegen Drücke verarbeitet werden müssen, dann ist es ratsamer, dies in Seitlage zu tun.

Krankheiten der Harnröhre können in seltenen Fällen angeboren sein, diese Fehlbildungen resultieren dann meist aus Entwicklungsstörungen in der Embryonalzeit. Die häufigste Erkrankung ist allerdings eine Harnröhrenentzündung (Urethritis) aufgrund einer Infektion. Typische Symptome dafür sind Juckreiz, Ausfluss, Rötungen und schmerzhaftes Wasserlassen. Auch Geschlechtskrankheiten können auf die Harnröhre übertreten.

Das Funktionssystem für die Ausscheidung von Stuhl

Der Mastdarm (Rektum)

Über den Mastdarm und das sich anschließende Verschlusssystem – Analtrakt und After – verlässt die von uns aufgenommene, vom Körper verarbeitete Nahrung unseren Körper. Gleichzeitig können wie in den anderen Darmteilen Wasser und Elektrolyte aus dem verdauten Nahrungsbrei aufgenommen werden. Der Mastdarm kann zudem – das ist eine Besonderheit – Medikamente (Zäpfchen) direkt ins Blut aufnehmen. Im Rektum sammelt sich der Stuhlgang – bis zu mehrere Zentimeter lang und mehrere Hundert Gramm schwer –, bevor wir ihn ausscheiden können und wollen. Die Verschlusssysteme des Enddarms stellen sicher, dass wir uns frei bewegen können, ohne dass wir dabei Stuhlgang oder Luft verlieren. Das ist von zentraler Bedeutung, nicht zuletzt, weil dies eine wesentliche Rolle für uns als soziales Wesen Mensch spielt.

Die Gesamtlänge des Mastdarms (Rektum) beträgt ungefähr 15 bis 19 Zentimeter. Er beginnt unmittelbar vor dem Übergang vom Kreuz- zum Steißbein und schmiegt sich an dessen Verlauf an. Nach vorne steht das Rektum in Kontakt mit der Gebärmutter und der Scheide. Der hintere Abschnitt des Rektums ist fest mit der Hinterwand des Rumpfes verwachsen. Der Mastdarm ist ein Teil des Enddarms – vom Ende des s-förmigen Teil des Enddarms bis zum After.

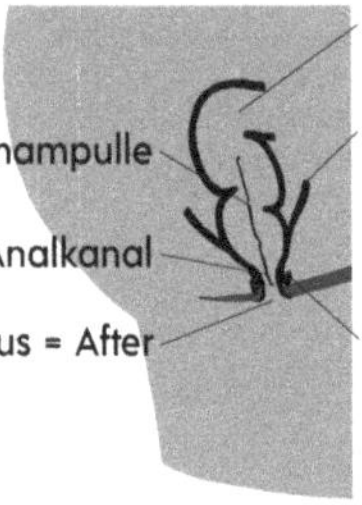

Der Mastdarm

Er besteht aus drei Abschnitten: der Mastdarmampulle (Ampulla recti), dem Analkanal und dem Darmausgang (Anus). Alle drei liegen außerhalb des Bauchfells, hinter und unterhalb von ihm.

In Ruhe ist das Rektum leer und eng. Der gebogene Verlauf des Enddarms verhindert vorzeitigen Druck auf den Analkanal. Das macht Sinn, denn sonst würden wir zu häufig den Drucksignalen folgen und die Toilette zur Stuhlentleerung aufsuchen müssen. Solange die Mastdarmampulle noch nicht gänzlich gefüllt ist, ruht der Stuhlinhalt in ihr auf dem Aftersteißband (Ligamentum anococcygeum) und der Levatorplatte der Beckenbodenmuskulatur. Eine weitere Barriere entsteht durch drei quer verlaufende Falten im Rektum (Plicae transversales).

Sie dienen zusammen mit dem Schwellkörper des Venengeflechts (Corpus cavernosum recti) dem weiteren inneren Verschluss. Innerhalb dieser Zone befindet sich auch ein venöses

Gefleht (Corpus cavernosum recti), das den Darm in seiner Feinabdichtung unterstützt (Wasserkissenverschluss). Bei einer Vergrößerung dieses Gefäßgeflechtes spricht man von inneren oder äußeren Hämorrhoiden. Die Haut des sich anschließenden Analkanals ist mit etlichen Rezeptoren ausgestattet. Sie sind in der Lage, unterschiedliche Informationen an das Gehirn zu übermitteln, zum Beispiel zu Luft, Temperatur und Konsistenz des Stuhlgangs. Auch mittels dieser Rezeptoren entscheiden wir willentlich, wann, wo und wie schnell die Toilette aufgesucht werden muss. Müssen wir auf die Toilette, kündigt sich das zunächst an: Die im Rektum befindliche Kotsäule gibt ein Stückchen in Richtung des oberen Analkanals weiter. Es handelt sich um den sogenannten Bolus. Der Bolus löst ein Signal aus, welches uns vor die Wahl stellt: »Auf die Toilette gehen oder Aufschubstrategien benutzen?« In dieser Phase ist es uns möglich, mittels des willentlich ansteuerbaren Afterhebers (Musculus levator ani) auf der oberen Ebene der Beckenbodenmuskulatur die Entscheidung zu treffen, jetzt noch nicht zur Toilette gehen zu wollen oder zu können. Dann kann die anstehende Kotsäule zurück in das Rektum gedrängt werden, indem der Muskel seine Spannung erhöht und über die Puborektalschlinge einen stärkeren Knick verursacht. Ist das Ereignis nicht drängend, können wir diese Strategie als gesunde Menschen mühelos anwenden. Erst in Phase 3, wenn die Entscheidung zum Toilettengang getroffen ist und wir uns dort befinden, wird der Stuhl ausgeschieden. Die unteren Abschnitte der Rektumwand erfahren durch die ankommende Kotsäule und die aktivierte Bauchpresse die Information, dass die Exkremente entlassen werden können. Unmittelbar zum gleichen Zeitpunkt entspannen sich der äußere und der innere Afterschließmuskel. Um diesen Prozess ins Rollen zu bringen, bedarf es eines speziellen Druckes innerhalb des Rektums. Nur dann kann reflektorisch die Entspannung der beiden Schließmuskeln ausgelöst werden.

Beteiligt an der Ausscheidung sind das Anorektum (Mastdarm, Mastdarmampulle und Analkanal), das rektale Schwellkörpergewebe und die Beckenbodenmuskulatur, die an dieser Stelle die Puborektalschlinge (Musculus puborectalis) ausbildet und aus drei Schließmuskeln mit unterschiedlichen »Dichtungen« besteht: einem Knickverschluss (Musculus puborectalis), einem Schnürverschluss (Sphincter ani internus) und einem Schnür- und Tamponverschluss (Sphincter ani externus). Etwas ausführlicher müssen wir uns das so vorstellen: Der Mastdarm ist ein glattmuskulärer, also unwillkürlich arbeitender Schlauch. Die Muskulatur weist eine innere Ring- und eine äußere Längsmuskelschicht auf. Erst am unteren Ende des Rektums, dem Analkanal, befinden sich der innere und der äußere Schließmuskel. Der innere Schließmuskel ist ein Ringmuskel. Er besteht aus glatter Muskulatur und ist nicht durch unseren Willen beeinflussbar. Der Ruhetonus dieses Muskels ist extrem hoch. Das muss so sein, denn der Darm ist in seiner Arbeit kräftig, und der Druck des inneren Verschlusses muss höher sein als im übrigen Darm. Solange der Druck im inneren Verschlussmuskel höher ist als das Druckmaximum im Mastdarm, sind wir kontinent. Das sichert uns etwa 70 Prozent der analen Kontinenzleistung. Die restlichen 30 Prozent werden durch den quer gestreiften äußeren Schließmuskel – auch ein Ringmuskel – erreicht. Er untersteht unserem Willen und zählt zur dritten, untersten Ebene der Beckenbodenmuskulatur. Auch er steht auf Dauerspannung. Nur während seiner Entspannung ist Stuhlgang möglich. Bei der Kontraktion des äußeren Schließmuskels werden die Hautanteile des Anus tamponartig in den Analkanal hineingezogen, deswegen auch der Name Tamponverschluss. Der Muskel schnürt den Anus zu. Zuschnüren ist ein wesentlich treffenderes Wort als zukneifen. Denn das Zuschnüren passiert zirkulär, ringsum. Kneifen versinnbildlicht einen eher flächigen Druck. Gesteuert wird das Ganze über das Großhirn und Nerven der Rückenmarkssegmente, die auf Körperwahrnehmungen sowie Bewegungen, Funktionen und Empfindungen der Organe reagieren.

Die Sicherheit, Stuhlgang und Winde in uns zu behalten und willentlich zu entscheiden, wann das nicht der Fall sein soll, kommt uns einfach und selbstverständlich vor, wenn das System funktioniert. Es ist aber ein komplexes Ineinandergreifen verschiedener Strukturen, sowohl auf mentaler als auch auf körperlicher Ebene. Nur wenn alle Teile in Ordnung sind, ist der Mensch darmkontinent.

Der innere weibliche Genitaltrakt

Der weibliche Genitaltrakt ist ein komplexes System, bestehend aus der Gebärmutter (Uterus), den Eierstöcken (Ovarien), den Eileitern (Tuben) und der Scheide (Vagina). Sie alle sind primäre weibliche Geschlechtsmerkmale, da sie von Geburt an vorhanden sind.

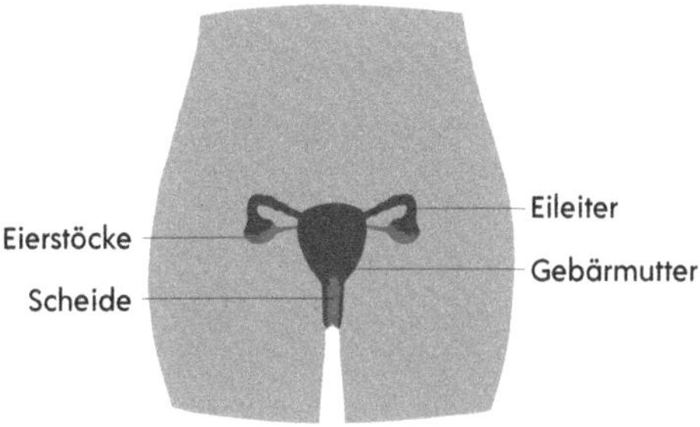

Der innere weibliche Genitaltrakt

Die Gebärmutter (Uterus)

Die Gebärmutter ist das zentrale Fortpflanzungsorgan der Frau: beteiligt an der Menstruation, Bruthöhle für ein Kind, Austreibungs- und Geburts- sowie Rückbildungsorgan. Sie ist ein glattmuskuläres Organ, arbeitet also unwillkürlich. Ihre Größe schwankt von Frau zu Frau und auch innerhalb des Lebenszyklus jeder Frau individuell. In etwa ist sie fünf bis neun Zentimeter lang, vier bis fünf Zentimeter breit, und ihre Wanddicke beträgt circa zwei bis drei Zentimeter. Sie hat annähernd die Form einer auf dem Kopf stehenden Birne und wiegt ungefähr 50 bis 70 Gramm. In einer Schwangerschaft sieht die Gebärmutter verständlicherweise vollkommen anders aus. Bei einer Frau, die mehrfach entbunden hat, ist die Gebärmutter insgesamt größer als bei einer Frau ohne Kinder. Auch der Gebärmuttermund zeigt, ob eine Frau bereits einmal entbunden hat. Eine Frau, die noch kein Kind geboren hat, hat einen kreisrunden Muttermund. Ansonsten ist der Muttermund längsverlaufend.

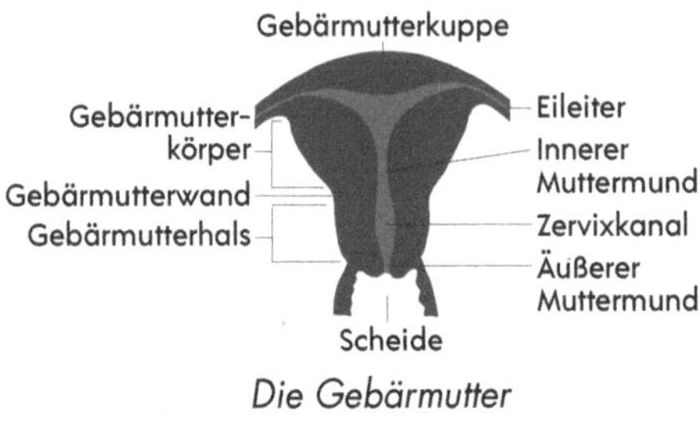

Die Gebärmutter

Die Gebärmutter besteht aus mehreren Teilen. Die oberen zwei Drittel sind der Gebärmutterkörper (Corpus uteri) mit der dreieckigen Gebärmutterhöhle. Das obere Ende wird als Dach bezeichnet (Fundus), von ihm gehen die zwei Eileiter ab. Das untere Drittel ist der Gebärmutterhals (Zervix uteri), der auch

Zervixkanal genannt wird. Er verbindet die Gebärmutter mit der Scheide, in die der Gebärmutterhals hineinragt.

Die Gebärmutter ist ein Hohlorgan, das erstaunliche Fähigkeiten hat. Sie besteht aus längs, schräg und zirkulär verlaufenden Muskelfasern. Die Muskeln der Gebärmutter werden von Ästen des Sympathikus und Parasympathikus versorgt. Der Parasympathikus wirkt anspannend auf die Gebärmutter und weitstellend auf die Gefäße des Uterus, der Sympathikus wirkt ebenfalls kontrahierend, aber auch – je nach Hormonsituation – relaxierend, also entspannend. Die Muskeln der Gebärmutter sind so in der Lage, enormes Wachstum zu ermöglichen. Dies ist in einer Schwangerschaft von extremer Bedeutung, denn die Gebärmutter wächst in den etwa 40 Wochen um ein Vielfaches.

Entsprechend hohe Anforderungen sind auch an das Haltesystem der Gebärmutter gestellt, besonders an die Bänder im kleinen Becken. Um dem Organ Fixierung, aber auch Ausdehnungspotenzial zu bieten, gibt es mehrere starke Bänder, die der Gebärmutter helfen, in der richtigen Position zu bleiben.

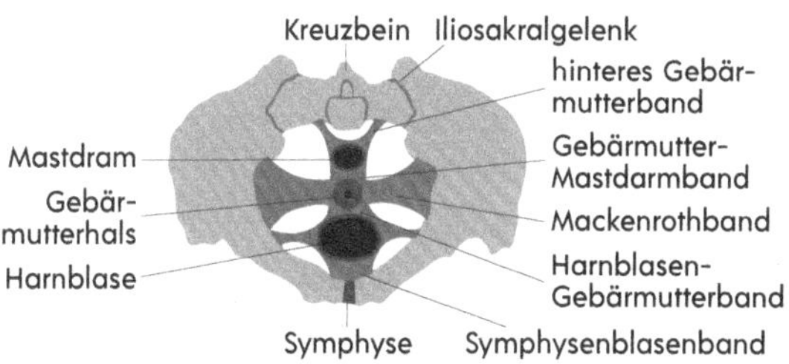

Das Haltesystem der Gebärmutter

Die Gebärmutter ist mit Ausnahme des letzten Teils des Gebärmutterhalses (Portio vaginalis uteri) von Bauchfell überzogen. Es überlappt die Gebärmutter, ihre Haltestrukturen und ihre Anhänge – die Eierstöcke und Eileiter mit den entsprechenden Blutgefäßen und Nervengeflechten – mit einer breiten Bauchfellfalte, dem sogenannten breiten Gebärmutterband (Ligamentum latum uteri). Diese Struktur heißt zwar Band, sie ist aber keines. Dieser Teil des Bauchfells umhüllt die Gebärmutter wie ein Dach und kommt von oben. Der Bauchfellüberzug erlaubt dem Uterus eine große Ausdehnung während der Schwangerschaft. Alle im Bauchfell liegenden Organe wandern nämlich während dieser Ausdehnung, dem Wachstum des Kindes entsprechend, sukzessiv nach oben und hinten, um dem heranwachsenden Kind im Bauch der Mutter Platz zu machen. Das runde Gebärmutterband (Ligamentum teres uteri = Ligamentum rotundum) verläuft vom oberen Rand der Gebärmutter durch das breite Gebärmutterband weiter zum Leistenkanal bis zur großen Schamlippe. Seine Aufgabe besteht darin, die Gebärmutter im Beckenraum zu fixieren. Der dritte Halter ist das Harnblasen-Gebärmutter-Band (Ligamentum vesicouterinum), das die Harnblase mit dem Gebärmutterhals verbindet und dadurch eine Fixierung nach vorn ermöglicht. Hinzu kommt das Mackenroth-Band (Ligamentum cardinale = Ligamentum transversum cervicis). Es ist paarig angelegt und sichert die Gebärmutter seitlich, indem es den Gebärmutterhals mit dem seitlichen Beckenrand verbindet. Das Kreuzbein-Gebärmutter-Band, auch als hinteres Gebärmutterband bezeichnet (Ligamentum sacrouterinum), verbindet die Gebärmutter mit dem Kreuzbein und verleiht damit eine Stabilisierung nach hinten.

Doch nicht nur das Bauchfell und die weiteren Bänder bestimmen die Lage der Gebärmutter. Sie liegt auch hinter und teilweise auf der Blase und hat Kontakt zu den Dünndarmschlingen, zum Enddarm. Sie passt sich durch ihre flexible Aufhängung den Füllungszuständen der benachbarten Organe an und weicht ihnen bei Bedarf aus. Die Gebärmutter ist etwas oberhalb des Schambeinrandes durch die Bauchwand tastbar, auch weil sie bei etwa 90 Prozent aller Frauen nach vorne gebeugt und geneigt ist (Anteflexion/Anteversion). Selten ist sie nach hinten geneigt oder abgeknickt (Retroflexion/Retroversion), was unter Umständen zu Beschwerden führen kann.

Im Gegensatz zu anderen Organen hat die Gebärmutter einen deutlichen Lebenszyklus mit verschiedenen Funktionen. Sie wird schon im Embryo angelegt, befindet sich aber bis zum Einsetzen der Pubertät in einer relativen hormonellen Ruhephase. Die Gebärmutter ist in dieser Zeit ungefähr 2 bis 3,3 Zentimeter lang. Unter dem Einfluss von Hormonen beginnt die Pubertät, die etwa zehn Jahre dauert. Es ist eine Zeit phänomenaler Veränderungen, auch der Gebärmutter. Zum einen ist sie monatlich bis zu den Wechseljahren an der Menstruation beteiligt. Ihre innere Schleimhaut wird in einem wiederkehrenden Prozess aufgebaut und abgestoßen. Dazu sind leichte Kontraktionen nötig, die die Muskulatur beanspruchen. Zum anderen wächst die Gebärmutter in der Pubertät aus und ist nun in der Lage, ein heranwachsendes Kind zu beherbergen. In einer Schwangerschaft dehnt sich die Gebärmutter bis an die Rippen der Schwangeren aus. Sie verzehnfacht in dieser Zeit ihr Gewicht. Die Geburt ist eine Höchstleistung für die Muskulatur der Gebärmutter, die durch jede Wehe das Kind weiter in den Geburtskanal schiebt und schließlich bei völliger Öffnung des Gebärmuttermundes das Kind auf die Welt bringt. Ist das Kind geboren, verhelfen Kontraktionswellen, die sogenannten Nachgeburtswehen, die Größe der Gebärmutter wieder zu verringern. Sie verkleinert sich dann fast wieder auf Ursprungsgröße. Im Klimakterium und der damit verbundenen Abnahme der Östrogenproduktion wird die Gebärmutter wieder kleiner und ihre Wände dünner. Das Senium, also das Alter im biologischen Sinne, beginnt in der Regel zwischen dem 65. und 80. Lebensjahr. In diesem

Lebensabschnitt ist die Gebärmutter etwa 4,5 Zentimeter lang, 1,5 Zentimeter dick und ihre Wand 2 Zentimeter breit.

Zu diesen bekannten Funktionen der Gebärmutter kommt noch eine wenig beachtete hinzu: Sie ist ein Empfangsorgan für die Sexualität, das bestätigt eine Studie der Medical School Hamburg. Einige Wissenschaftler meinen, der Gebärmutterhals könne intensivere Orgasmen ermöglichen. Die Sexologin Olivia Bryant stellt beispielsweise spezielle Techniken dazu vor und zeigt so, wie auch auf diese Weise die innere Topografie eines Teils des Beckenbodens besser erfahrbar werden kann.

Die Eierstöcke (Ovarien) und die Eileiter (Tuben)

Die Eierstöcke sind die Keimdrüsen des weiblichen Körpers und zugleich das die Sexualität bestimmende Organ der Frau, denn sie beherbergen die Eizellen. Sie sehen tatsächlich wie ein Ei aus, liegen dabei zur linken und rechten Seite der Gebärmutter und sind über die Eileiter mit ihr verbunden. Jeder Eierstock ist circa drei bis fünf Zentimeter lang und einen halben bis einen Zentimeter dick.

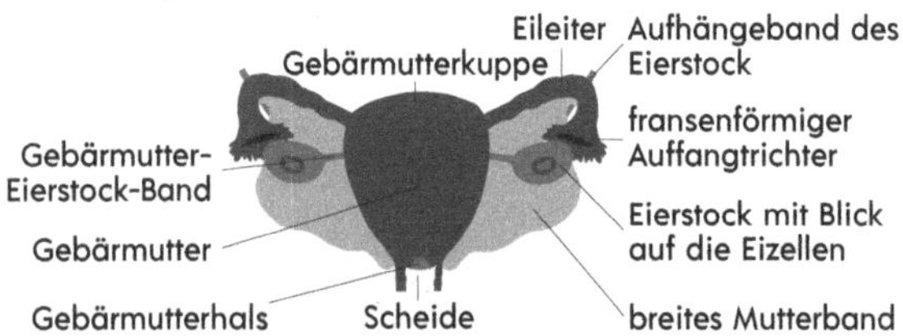

Das Haltesystem der Eierstöcke

Die Eierstöcke sind vom Bauchfell, dem sogenannten breiten Gebärmutterband, umgeben. Wie jedes andere Organ brauchen auch die Eierstöcke eine flexible Aufhängung, um ihre Lage sicherzustellen, aber gleichzeitig flexibel unterschiedlichen Anforderungen gerecht zu werden. Das Aufhängeband des Eierstocks (Ligamentum suspensorium ovarii) geht aus dem Bauchfell hervor. Es sichert die Verbindung mit der seitlichen Beckenwand. In ihm befinden sich die Gefäße der Eierstöcke sowie Lymphgefäße. Das Gebärmutter-Eierstock-Band (Ligamentum ovarii proprium) verknüpft den Eierstock mit der Gebärmutter und dient der Stabilisierung des Eierstocks. In ihm verläuft ein Ast der Gebärmutterarterie.

Die Eierstöcke bilden zusammen mit den Eizellen wichtige Sexualhormone: Östrogen, Progesteron und Testosteron. Sie haben wesentlichen Einfluss auf Fortpflanzung und sexuelle Lust.

Die Eileiter sind circa 12 bis 15 Zentimeter lange, schlauchförmige, glattmuskuläre Hohlorgane. Sie sind – wie die Eierstöcke – paarig angelegt, denn sie verbinden diese mit dem Dach der Gebärmutter. Sie liegen in der von Bauchfell – hier dem breiten Gebärmutterband – umzogenen Etage des kleinen Beckens. Die Eileiter haben am äußeren Ende eine Art trichterförmige fransenartige Ausstülpung, die sogenannten Fimbrien. Sie stülpen sich über die Stelle des Eierstocks, an der das reife Ei sitzt, und fangen es auf.

Die Scheide (Vagina)

Die Scheide ist ein Wunderwerk. Sie stellt den Verbindungskanal zwischen Gebärmutter und Außenwelt dar. In einem ausgeklügelten System schützt sie die Gebärmutter vor eindringenden Keimen (mithilfe der Vaginalschleimhaut), kann sich für verschiedene Zwecke dehnen, stabilisiert gleichzeitig als Verbindungsanker die benachbarten Organe und ist dadurch auch beteiligt an der Kontinenzsicherung von Urin und Stuhlgang. Sie ist wesentlich sexuelles Lustorgan, wie genau – Stichworte: A-Punkt, G-Punkt, vaginaler Orgasmus –, ist umstritten.

Die Scheide ist ein glattmuskulärer, also unwillkürlich arbeitender, elastischer Schlauch aus einer dünnen, aber stark dehnbaren gefalteten Wand. Diese Dehnung ist beim Geschlechtsverkehr und unter der Geburt wichtig. Die Vaginalmuskulatur ist längs und ringförmig ausgerichtet, damit eine extreme Weitstellung möglich wird. Dazu trägt auch das Bindegewebe dieser Muskelschicht (Tunica adventitia) bei, das reich an kollagenen und elastischen Fasern ist. Es hat Kontakt zur Harnröhre, zur Beckenbodenmuskulatur wie auch zur Harnblase. Nach unten hin ist die Scheide mit dem Damm (Perineum) verbunden.

Die Scheide liegt unter dem Bauchfell, ihre Größe variiert: Etwa acht bis zwölf Zentimeter sind es in der Länge und drei bis vier Zentimeter im Durchmesser. Die Vaginalwände liegen normalerweise aneinander, außer am inneren Ende zur Gebärmutter (Portio vaginalis), wo das vordere und hintere Scheidengewölbe (Fornices vaginae) entsteht.

Die Scheide steht im Gegensatz zur landläufigen Vorstellung nicht senkrecht im kleinen Becken. Nur ein erster, kleiner Abschnitt verläuft tatsächlich nahezu senkrecht, im weiteren Verlauf kippt die Vagina nach hinten in Richtung Darm ab und folgt damit im Stehen dem Verlauf des Steißbeins. Nachdem die Scheide die Beckenbodenmuskulaturebene passiert hat – nach etwa einem Viertel ihrer Länge –, liegt sie auf der oberen Ebene der Muskulatur, bevor sie auf die Gebärmutter trifft.

Das untere Ende der Scheide mündet zusammen mit der Harnröhre in den Scheidenvorhof (Vestibulum vaginae). Der Scheideneingang (Ostium vaginale) ist das untere Ende der Scheide. Im kindlichen Alter ist er häufig vom sogenannten Jungfernhäutchen (Hymen) begrenzt. Die Scheide wird von unten gestützt durch den äußeren Anteil der dreiteiligen Beckenbodenmuskulatur (Musculus bulbospongiosus). Dieser Muskel tritt nur bei sexueller Erregung in Aktion und gehört zur Schwellkörpermuskulatur. Die Scheide ist außerdem teilweise von einem Gefäßring umgeben, dem sogenannten Plexus venosus vaginosus. Bei sexueller Erregung füllt sich dieser venöse Gefäßbereich und verengt dadurch die Vagina zusätzlich. Es handelt sich hierbei um die sogenannte orgastische Manschette. Beide Mechanismen dienen der Verengung der Vagina, um damit den sexuellen Erregungsreiz sowohl bei der Frau als auch beim Mann zu erhöhen. Die restlichen Anteile der Beckenbodenmuskulatur stützen die Scheide im Inneren des kleinen Beckens vor allem seitlich.

Neben diesen Stützen wird die Scheide durch das umliegende Bindegewebe stabilisiert. Das Septum vesicovaginale verbindet Blase und Vagina im vorderen Bereich der Scheide. Die Vagina nimmt durch die anatomische Verflechtung mit der Harnröhre direkten Einfluss auf sie. Das heißt, dass eine ausreichende Spannung in der Scheidenwand notwendig und mitverantwortlich ist, um die Harnröhre zu verschließen und die Dehnungsrezeptoren am Blasenboden zu unterstützen. Das Septum rectovaginale stellt den Bezug zwischen Vagina und dem Mastdarm (Rektum) dar.

Während der Wechseljahre verliert die Scheide an Elastizität. Elastin- und Kollagenreduktion sind normale Vorgänge, wenn wir älter werden. Eine Folge davon ist, dass die Wandspannung der Scheide abnimmt, das Gewebe schrumpft außerdem, kann rigide und brüchig werden. Dies kann wiederum zu funktionellen Störungen führen. Die Scheide wird dann möglicherweise als trocken und nicht mehr so anpassungsfähig empfunden. Weitreichendere Folgen können aber auch Blasenbeschwerden nach sexuellem Kontakt (Zystitis), Kontinenzstörungen oder Lageveränderungen der Organe im kleinen Becken sein. Auch Rückenbeschwerden nehmen bei manchen Frauen zu, denn auch die Haltestrukturen erleiden mit zunehmendem Alter einen Mangel an den Elementen des Bindegewebes Elastin, Kollagen und Eiweißen (Proteoglykane). Oft empfehlen Gynäkologen den Einsatz von Vaginalzäpfchen, entweder hyaluron- oder hormonhaltig. Dies kann unterstützend hilfreich sein, die Beübung der Beckenbodenmuskulatur ist aber wesentliches Mittel zur Unterstützung in dieser Zeit der Veränderung.

Der Kitzler (Klitoris)

Das Wort Klitoris (eigentlich: Clitoris) stammt aus dem Lateinischen und bedeutet »das Verschlossene«. Im Altgriechischen »der Schlüssel«. Das beschreibt anschaulich die Funktion der Klitoris. Sie ist der Schlüssel zum sexuellen Lustempfinden der Frau und benötigt für die Befriedigung eine ausgewogene Stimulation. Wir können sie für uns selbst entdecken oder mit einem Partner.

Die Klitoris ist also das wichtigste sexuelle Stimulationsorgan der Frau. Wenn auch andere erogene Zonen bei der sexuellen Erregung selbstverständlich eine Rolle spielen: Die bis zu 8000 Nervenendigungen sind nicht zu übertreffen. Das Areal der Klitoris ist besonders berührungsempfindlich, allen voran die Klitoriseichel. Der Nervenimpuls kann durch Berührung (taktil) oder durch gedankliche Erregung ausgelöst werden. Die klitoralen Schwellkörper füllen sich mit Blut und erigieren. Das System der weiblichen Lust wird entfacht. An die sexuelle Erregung schließt sich die Lubrikation, das Feuchtwerden der Vagina, an.

In anatomischer Betrachtung entspricht die Klitoris damit dem Penis des Mannes und beschreibt so gleichzeitig die wichtigste Veränderung bei entsprechender Erregung: Sie schwillt an und vergrößert sich um das Zwei- bis Vierfache.

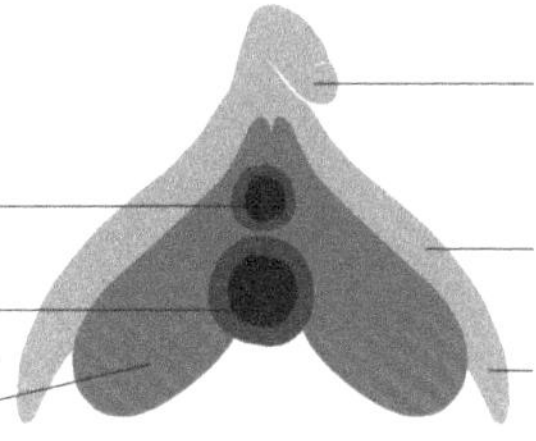

Der Aufbau der Klitoris

Die Klitoris befindet sich am oberen Ende der kleinen Schamlippen etwa zwei Zentimeter entfernt von der Harnröhrenmündung und ragt zwischen den großen Schamlippen (Labia majores) hervor. Sie ist weitaus größer, als von außen ersichtlich. Von dort sind lediglich ihre Eichel, die Klitorisvorhaut und der Schaft zu erkennen. Die Eichel (Glans clitoridis) ist ungefähr perlengroß und liegt mit einer Vorhaut überzogen hinter einer Falte, die von den kleinen Schamlippen gebildet wird. Im Schaft (Corpus clitoridis) befinden sich die beiden Schwellkörper der Klitoris (Crura clitoridis). Sie bestehen aus einer schwammartigen, füllbaren Struktur. Der Vereinigungspunkt der beiden Schwellkörper ist die Klitoriseichel.

Über das Aufhängeband der Klitoris (Ligamentum suspensorium clitoridis) ist der Kitzler an der Symphyse befestigt.

Die Beckenbodenmuskulatur

Die meisten Teile dieser Muskulatur sind im Organsystem des kleinen Beckens schon kurz beschrieben worden, denn sie sind für ein gutes Funktionieren der Organe unabdingbar. An dieser

Stelle aber geht es um einen Gesamtüberblick des muskulären Systems, das mit einem Beckenbodentraining beübt werden kann. Wir erinnern uns: Nur diese Muskeln können willentlich angesteuert werden, alle anderen anatomischen Strukturen nicht.

Um das kleine Becken und seinen Aufbau richtig zu verstehen, kann eine Eselsbrücke herangezogen werden: Drei mal drei.

Das bedeutet:

- Drei Etagen in unterschiedlichen Höhen: Bauchhöhe, unter dem Bauchfell gelegen und die Fassa ischioanalis.
- Drei Muskel-Bindegewebsplatten (muskulärer Beckenboden): Diaphragma pelvis, Diaphragma urogenitalis, Verschluss und Schwellkörpermuskulatur.
- Drei Dammspalträume: subcutan, superficial und profund.

Diese neun Elemente schauen wir uns nun näher an, denn so kann man den topografischen Aufbau des kleinen Beckens gut verstehen.

Die drei Gruppen der Beckenbodenmuskulatur

Die Beckenbodenmuskulatur (rhabdomuskulofibröses System) ist eine dreiteilige Muskelgruppe, die den Beckenausgang nach unten hin muskulär verschließt (siehe Abbildungen in Kapitel 2). Sie setzt sich zusammen aus der oberen Beckenbodenmuskelgruppe (Diaphragma pelvis), der mittleren Beckenbodenmuskelgruppe (Diaphragma urogenitale), aus Verschlussmuskulatur sowie Schwellkörpern. Die einzelnen Muskeln haben dabei oft recht lange und unverständlich anmutende Namen. Erst auf den zweiten Blick ergibt sich, dass die Bezeichnungen in der Regel den Verlauf markieren. Zum Beispiel beim Musculus puborectalis, der vom Schambein (pubis) zum Analkanal (rectum) verläuft.

Der obere Teil der Muskelgruppe, das Beckenzwerchfell,

spannt das Becken von vorne nach hinten in Längsrichtung aus. Es verläuft von der Symphyse bis zum Kreuz- bzw. Steißbein. Die Muskeln sind paarig angelegt. Die beiden Muskelstränge bilden dabei eine Art Schenkel (Levatores), die eine Durchtrittspforte (Hiatus) haben, damit Harnröhre, Scheide und Enddarm durch sie hindurchtreten können. Die mittlere Beckenbodenmuskulatur, das Harnröhren- oder Genitalzwerchfell, bedeckt hingegen nur den vorderen Bereich der Beckenausgangsebene zwischen den Schambeinästen (Ramus ossis pubis) und der Symphyse und zieht von rechts nach links und umgekehrt. Dabei spannt sich diese Muskelplatte wie ein Segel in horizontaler Ausrichtung aus. Harnröhre und Vagina verlaufen durch sie hindurch. Die unterste Ebene der Beckenbodenmuskulatur ist Verschluss- und Schwellkörpermuskulatur. Die Verschlussmuskulatur ist fast ringförmig angelegt. Die Schwellkörpermuskulatur umgibt den Scheideneingang spangenförmig. Der Zusammenschluss von Schwellkörpermuskulatur und Afterschließmuskel sieht wie eine Acht aus. Diese drei Muskelgruppen passen sich anatomisch den Strukturen und den Anforderungen an, die durch den Aufbau des Skeletts und der Organe entstehen.

Innerhalb der Muskeln gibt es zwei Arten von Muskelzellen, die sogenannten STF- und die FTF-Fasern. STF steht für *slow twitch fibres.* Das sind jene 70 Prozent der Fasern, die langsame, ausdauernde Muskelarbeit verrichten, ohne dabei viel Energie zu benötigen. FTF bedeutet *fast twitch fibres.* Sie machen 30 Prozent der Muskelfasern der Beckenbodenmuskulatur aus. Diese Fasern verrichten die schnelle, reaktionsreiche Muskelarbeit mit einem erhöhten Energiebedarf. Das Verhältnis der beiden Faserarten zueinander zeigt: Die Beckenbodenmuskulatur ist ein über die meiste Zeit hinweg tonisch arbeitender Muskel, der auch bei Dauerspannung nicht ermüdet. Entspannung ist nur in seltenen Fällen – beispielsweise beim Toilettengang – notwendig. Die schnellen Muskelfasern dienen den kurzen, stark reaktiven Aufgaben, die beim Husten, Niesen oder Stolpern entstehen, um Kontinenz sichernde Arbeit zu leisten und die Organe in regelrechter Position zu halten.

Beckenzwerchfell (Diaphragma pelvis)

Das Beckenzwerchfell, so die deutsche Bezeichnung, ist der am weitesten oben gelegene Abschnitt der Beckenbodenmuskulatur. Er besteht aus zwei Muskeln (Musculus levator ani und Musculus coccygeus) und bildet sich trichterförmig aus. Entwicklungsgeschichtlich ist dieser Teil der Beckenmuskulatur in der Evolution aus den Schwanzmuskeln entstanden und sichert deshalb nicht nur die Lage der Organe, sondern bildet auch die Halte- und Verschlussmuskulatur des Enddarms (Rektum) aus.

Der Musculus levator ani hat drei Muskelanteile: die Puborektalschlinge (Musculus puborectalis), den Schambein-Steißbein-Muskel (Musculus pubococcygeus) und den Darmbein-Steißbein-Muskel (Musculus iliococcygeus). Die Puborektalschlinge ist der kräftigste Anteil des Afterhebers. Er gliedert sich in zwei Muskelbäuche beidseits der Vaginalwand auf und verbindet sich hinter dem Rektum wieder. Daher das Wort Schlinge.

Die Puborektalschlinge hat vielfältige Funktionen. Eine davon ist namengebend für das übergeordnete Muskelbündel, den Afterheber: Bei seiner Kontraktion hebt die Puborektalschlinge sich und den benachbarten Schambein-Steißbein-Muskel an. Sie zieht dabei den Enddarm, die Scheide, den Harnleiter sowie den Blasenübergang nach vorne und oben. An dieser Stelle krümmt sich der Mastdarm. Erhöht die Schlinge ihren Tonus, wird das Darmrohr durch den Zug der Schlinge stärker abgewinkelt. Es entsteht ein Knickverschluss. Die Kontinenz wird so lange gesichert, bis ein geeigneter Platz zur Entleerung gefunden ist. Wenn das der Fall ist, entspannt der Muskel. So vergrößert sich der Winkel wieder, das Rektum streckt sich, und der Stuhl kann aus dem Körper entweichen.

Die Puborektalschlinge ist aber auch das Stützsystem der Vagina, und hier befinden sich die Durchtrittspforten (Hiatus) von Harnröhre und Vagina (Hiatus urogenitalis) sowie After (Hiatus analis). Die erste Pforte – wegen ihrer Bedeutung für die Geburt auch das »Tor zur Welt« genannt – hat eine starke Auswirkung auf die Kontinenzsicherung. Die Vagina verändert an dieser Durchtrittsstelle ihren Verlauf. Erst ab hier steht sie fast senkrecht in Richtung Ausgang, oberhalb knickt sie mit einem Winkel von circa 70 Grad nach hinten oben ab und wird von den Levatorschenkeln gestützt. Das ist eine ideale Anpassung an unser aufrechtes Gehen. Sonst würde die Gebärmutter nämlich zu steil über der Austrittspforte Becken stehen, und ein Herausfallen wäre umso wahrscheinlicher. Es ist aber auch eine störanfällige Konstruktion. Sind die Muskeln des Beckenzwerchfells nicht ordentlich in Aktion, rutscht alles, was darüber ist, nach außen. Es entsteht ein Prolaps, ein Vorfall oder eine Senkung der Organe.

Der Schambein-Steißbein-Muskel (Musculus pubococcygeus) verläuft ebenfalls paarig. Seine beiden Teile haben eine relativ große Ansatzfläche. Seitlich hat er keinen direkten Kontakt mehr zum Knochen, sondern setzt an einer Bogensehne (Arcus tendineus musculi levatoris ani) an. Diese Bogensehne dient als Zügler und seitlicher Spanner des Beckenzwerchfells. Leider verliert sie im Zuge des Älterwerdens an Elastizität. Da einer der Außenrotatoren in der Hüfte (Musculus obturatorius internus) an der Bildung dieser Sehne beteiligt ist, helfen zur Kräftigung der Beckenbodenmuskulatur Übungen, die eine Drehung des Oberschenkels nach außen ermöglichen.

In guter Funktionalität arbeitet der Muskel wie ein Trampolin: abfedernd und verteilend. Er kann aber auch schnell, also reflektorisch bei allen plötzlich eintretenden Anforderungen wie Husten und Niesen, aktiv werden. Gleichzeitig kann er durch Entspannung die Entleerungsprozesse des Darms und der Blase gewährleisten. Er nimmt über seinen Zug auf das Steißbein Einfluss auf das Kreuzbein. Das ist besonders bei der Darmentleerung und bei der Geburt wichtig. Beim Orgasmus spannt er sich reflektorisch an und sichert damit die Harn- und Stuhlkontinenz. Gleichzeitig verengt er die Scheide.

Der dritte Muskel des Afterhebers ist der Darmbein-Steißbein-Muskel (Musculus iliococcygeus). Auch er ist paarig angelegt, also geteilt. Zusammen mit der Puborektalschlinge heben seine beiden Teile die Levatorplatte an und pressen dabei die Vorder- und Rückwand des Darms aneinander. Damit entsteht eine zusätzliche Sicherung der Darmkontinenz.

Der Steißbeinmuskel (Musculus coccygeus) ist der zweite Muskel des Diaphragma pelvis. Er ist schmal und umspannt mit seinen Fasern von rechts und links die hintere Wand des kleinen Beckens. Er umrandet den Afterheber und ist in der Lage, das Steißbein zu bewegen. Das ist nach der Entleerung des Darms und nach der Geburt wichtig. Bei beiden Vorgängen muss das Steißbein aus Platzgründen nach hinten ausweichen. Um es anschließend wieder in seine normale Position zurückzuholen, kontrahiert sich der Steißbeinmuskel.

Genitalzwerchfell (Diaphragma urogenitalis oder perineale Membran)

Das Genitalzwerchfell liegt unterhalb des Beckenzwerchfells. Es stellt die mittlere Schicht der Beckenbodenmuskulatur dar und verläuft quer. Trapezförmig horizontal spannt es den vorderen Anteil der Beckenausgangsebene zwischen Symphyse, Schambeinen und Damm aus und wird in zwei Muskeln unterteilt. Dazwischen liegen aber auch derbe, feste bindegewebige Zellen.

Der tiefere quer verlaufende Dammmuskel (Musculus transversus perinei profundus) ist der größte Muskel des Genitalzwerchfells. Er ist ein paariger, starker, überspannender Muskel mit einem im Alter zunehmenden Anteil an bindegewebigen Fasern. Durch ihn wird die Durchtrittspforte der Harnröhre und Vagina verschlossen, die Harnröhre (Urethra) verengt und der Damm (Centrum perinei) gespannt.

Der oberflächlich quer verlaufende Dammmuskel (Musculus transversus perinei superficialis) hingegen spannt das genitale Zwerchfell und schützt zusammen mit den anderen Strukturen des kleinen Beckens die inneren Organe. Er unterstützt über seinen Zug auf Damm und muskuläre Strukturen den Harnröhrenverschluss. Bei der Passage des kindlichen Kopfes unter der Geburt mobilisieren erfahrene Hebammen diesen Bereich manuell, um dem Kopf des Kindes beim Durchtritt genügend Platz zu geben.

Verschluss- und Schwellkörpermuskulatur (Sphincter und Cavernosus)

Die Schließmuskeln des Afters und der Harnröhre bilden zusammen mit zwei Schwellkörpermuskeln die unterste Ebene der Beckenbodenmuskulatur. Der äußere Harnröhrenschließmuskel ummantelt die Harnröhre bogenartig und hufeisenförmig in ihrem mittleren bis unteren Drittel. Wir haben die Entscheidungsgewalt darüber, wie er arbeitet. Soll sich die Blase weiter füllen, oder soll Urin abgelassen werden? Neben dieser willentlichen Entspannungsarbeit garantiert der Blasenverschlussmuskel aber vor allem die Dichtigkeit der Harnröhre – in Ruhe und auch plötzlich, beim Husten oder Niesen. Dieses Phänomen wird als Manschettenverschluss bezeichnet.

Der äußere Verschlussmuskel des Darms als Verschlussmuskel des Systems hat weitlaufende Verbindungen zum Enddarm

(Rektum), zum Schwellkörper im Bereich des Anus, zum Steißbein und Kreuzbein, zur Afterhaut, zum Dammzentrum, zum Schambeinbogen und zur Scheide. Die meiste Zeit arbeitet der Verschlussmuskel ohne willentliche Beteiligung. Er ist im Dauerspannungszustand. Wir können ihm aber willentlich den Befehl geben, sich weiter zu kontrahieren, damit Winde nicht entweichen oder um Stuhlgang zu verdrängen. Die einzelnen Teile des Sphincter ani externus sind nicht nur durch seine Lage, sondern auch durch seine unterschiedlichen Faserverläufe gekennzeichnet. Die längs gerichteten Falten am Analausgang schnüren den After mithilfe des Muskels so zusammen, dass ein Tamponverschluss entsteht. Der schnürende Schließmuskelanteil verstärkt über das Beckenzwerchfell den Knickverschluss um den Enddarm herum.

Ganz andere Funktionen haben die Schwellkörpermuskeln. Der Scheidenvorhofschwellmuskel (Musculus bulbocavernosus = Musculus bulbospongiosus) umrundet als zweigeteilter Muskel den Scheideneingang (Introitus vaginae). Er verläuft unter den großen Schamlippen und verengt den Scheideneingang bei sexueller Stimulation. Er verhindert durch seine Kompression auf die Harnröhre auch den Verlust von Urin während dem Sex. Der Muskel zieht während seines Faserverlaufs über die Bartholinschen Drüsen, die ein Sekret absondern, das den Scheidenvorhof bei sexueller Erregung befeuchtet. Während des Orgasmus pulsiert dieser Muskel. Im Rahmen eines seitlichen Dammschnittes wird dieser Muskel durchtrennt, was spätere Komplikationen hervorrufen kann. Gut durchgeführte Dammschnitte verheilen allerdings meist schnell und problemlos. Aber auch der spontane Dammriss ist eine Option. Neueste Untersuchungen zeigen, dass er ebenso leicht ausheilen kann wie ein gut gesetzter Dammschnitt. In den meisten Fällen erfolgt eine individuelle Entscheidung bei jeder Geburt. Vorbeugende Maßnahmen, die eine

Muskelverletzung eventuell verhindern, sind die Dammmassage, Sitzbäder, eine hockende Gebärstellung und warme Kompressen auf dem Dammgewebe. Der Gesäßhöhlenmuskel (Musculus ischiocavernosus = Musculus ischiospongiosus) ist im eigentlichen Sinne ein Skelettmuskel, zählt aber funktionell zur Beckenbodenmuskulatur. Er ist paarig angelegt und liegt seitlich des oberen Sitzbeinastes, wobei er das schwellfähige Gewebe des Kitzlers umfängt. Dieser Muskel verstärkt die Kompression der Klitorisvene. Dadurch entsteht die Erektion der Klitoris: Sie schwillt an.

Die Muskulatur der Beckenwand

Das kleine Becken wird fast komplett durch die beübbare Beckenbodenmuskulatur nach unten hin verschlossen. Es gibt allerdings seitlich noch ein paar Lücken, die durch die sogenannten seitlichen Beckenmuskeln geschlossen werden. Das sind der birnenförmige Muskel (Musculus piriformis) und der innere Hüftlochmuskel (Musculus obturatorius internus). Letzterer verbindet durch seinen Verlauf das Becken mit dem Oberschenkel. Kontrahiert sich dieser Muskel, rotiert der Oberschenkel nach außen und die obere Etage der Beckenbodenmuskulatur (Musculus levator ani) wird aktiviert.

Der Damm und die Spalträume

Die Überschrift offenbart nur bedingt, welche Strukturen hier zusammenwirken: Damm, Spalträume, Bänder (Ligamente), stabile Trennwände (Septen), Verschieberäume (Spatien) und Haltestrukturen (Faszien). Nur sie sorgen dafür, dass die Beckenbodenmuskulatur in der Lage ist, alle Organe an Ort und Stelle zu halten und ihre Funktion zu sichern. Alle Strukturen des kleinen Beckens bestehen auch aus Bindegewebe. Es wird beeinflusst durch Alter, Hormonlage, Operationen, Traumata, Geburten und unseren Lebenswandel.

Damm (Perineum)

Der Damm ist die bekannteste dieser Strukturen. Er liegt im äußeren Intimbereich der Frau. Durch ihn sind After und Vaginalraum räumlich gut voneinander getrennt. Das ist ein wichtiger Hygieneaspekt, denn so ergibt sich eine physiologische Barriere zwischen dem Ausscheidungsort von Darm und Blase sowie Vagina. Damit wird vor allem das Eindringen von Keimen in die Vagina verhindert. Der Damm ist Ankerpunkt fast aller Muskelgruppen, die den Beckenboden bilden. Die Muskeln der Beckenbodenmuskulatur – bis auf den Sitzbein-Schwellkörpermuskel – laufen hier sehnig zusammen. Ebenso mündet von innen auch die Trennwand zwischen Scheide und Enddarm (Septum rectovaginale) in den Damm ein. Damit bildet er den mechanischen Mittelpunkt des muskulären Beckenbodens und wirkt so bei allen Aufgaben, die die Beckenbodenmuskulatur zu erfüllen hat, mit. Er verleiht wahlweise Stabilität und Elastizität. Während sich Ersteres in der Haltefunktion der am Damm beginnenden Muskeln zeigt, wird die Elastizität und die seiner umgebenden Haut deutlich, wenn man an die anatomische Herausforderung von Stuhlgang denkt. Er zählt aber auch zu den erogenen Zonen unseres Körpers. Die Haut, die ihn überzieht, ist reichlich mit Nerven versorgt.

Die Spalträume (Spatium)

Ein Spaltraum ist ein Raum zwischen zwei getrennten Gewebestrukturen. Im kleinen Becken befinden sich drei solche Spalträume: der tief liegende Dammraum (Spatium profundum perinei), der oberflächliche Dammraum (Spatium perinei superficiale) und der unter der Haut liegende Dammraum (subkutan).

Der tief liegende Dammraum ist der Bereich zwischen der oberen und unteren Faszie der mittleren Schicht der Beckenbodenmuskulatur. In ihm verlaufen die Muskeln des Genitalzwerchfells, die Harnröhre, verschiedene Nerven, Gefäße und die Geschlechtsdrüse.

Der oberflächliche Dammraum ist der Bereich zwischen der unteren Faszie der mittleren Beckenbodenmuskulatur und der oberflächlichen Dammfaszie. Sie trennt diesen Raum von der Haut ab. Hier liegen die Schwellkörpermuskulatur und die Bartholinschen Drüsen.

Verschieberäume (Spatien)

Die Organe im kleinen Becken verändern ständig ihre Größe, Form und Lage. Rektum und Harnblase nehmen als Hohlorgane die ankommende Menge von Stuhlgang oder Urin in sich auf. Verschieberäume ermöglichen, dass sich das umliegende Gewebe nur mittelbar und in geringerem Ausmaß durch die unterschiedlichen Füllungszustände von Blase und Darm verschieben müssen. Der Name der Verschieberäume deutet auf ihren Wirkungsort: Es gibt einen Verschieberaum hinter der Symphyse, vor der Harnblase (Spatium retropubicum = Spatium praevesicale). In ihm befindet sich lockeres Bindegewebe, das eine Blasenfüllung von 350 bis 500 Millilitern ausgleicht. Durch diesen Raum wird punktiert, wenn ein sogenannter Bauchdecken-Blasenkatheter gelegt wird. Ein zweiter Verschieberaum liegt zwischen Blase und Vagina beziehungsweise Uterus (Spatium vesicouterinum), ein dritter zwischen Scheide und Enddarm (Spatium rectovaginale). Der letzte Verschieberaum, die Enddarmregion in der Grube der Sitzbeine (Fossa ischioanalis), ist mit Fett- und lockerem Bindegewebe gefüllt. Er liegt im hinteren Bereich der Beckenbodenmuskulatur, hat aber auch Ausläufer bis zum Genitalzwerchfell. Dieser Raum dient vor allem dazu, Platz zu schaffen für den

Stuhlgang oder um bei der Geburt zusätzlichen Raum für den Durchtritt des kindlichen Köpfchens zu ermöglichen.

Bänder (Ligamente)

Generell gilt: Alle bindegewebigen Hüllen der Organe haben strangartige Haltebänder zur Verankerung. Diese werden als Ligamente bezeichnet. Ihre Namen beschreiben oft, von wo nach wo sie ziehen. Sie dienen der Aufhängung, der zusätzlichen Stabilisierung und damit der richtigen Topografie der Organe.

Faszien (Fascia pelvis)

Faszien umgeben jede Struktur des Körpers wie eine Hülle. Sie sichern die einzelnen Strukturen ab, verbinden sich aber auch mit den umgebenden Strukturen und gewährleisten dadurch ein Aneinandervorbeigleiten. Gleichzeitig ermöglichen sie die Kraftübertragung. Sie dienen zudem als Wasser- und Fettspeicher. Faszien bestehen aus Kollagen und Elastin, Bindegewebszellen und viel Wasser. Sie sind netzartig und dehnbar, mit Nerven und Rezeptoren für die Wahrnehmung ausgestattet. Faszien werden durch das vegetative Nervensystem gesteuert, arbeiten also unwillkürlich.

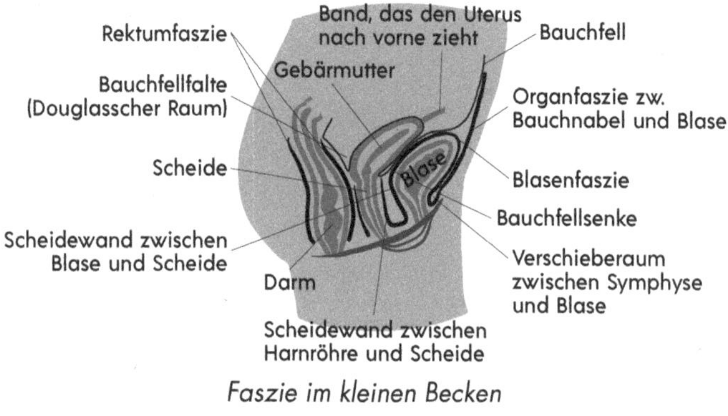

Faszie im kleinen Becken

Die Beckenfaszie (Fascia pelvis) unterteilt sich im kleinen Becken in zwei Blätter. Nämlich in die Faszie der Beckenwand (Fascia pelvis parietales) und die Faszie der Beckenorgane (Faszia pelvis viscerales). Erstere ist an der Symphyse verhaftet und hinten am Steiß- und Kreuzbein sowie an den dortigen Bandstrukturen. Letztere ist in den Organen zugeordnete Abschnitte unterteilt und überzieht die Beckenorgane. Beide Faszien arbeiten zusammen, sodass sich über die Kontraktionen der Beckenbodenmuskulatur die Faszie der Beckenorgane indirekt anspannen lässt. Bei einer Verletzung dieser Haltestruktur können die Organe ihre Lage verändern, was zur Zystozele (Vorwölbung der Harnblase in die vordere Scheidenwand), Rektozele (Vorwölbung der Mastdarmwand in die hintere Scheidenwand) oder zum Uterusprolaps (Absinken der Gebärmutter in die Scheide hinein) führen kann.

Trennwände (Septen)

Jeder Verschieberaum zwischen zwei Organen beinhaltet eine Trennwand (Septum). Diese besteht aus bindegewebigen Schichten. Die Septen trennen die Organe, verbinden sich aber gleichzeitig fest mit den Strukturen ihrer Umgebung und stützen sie so. An den Trennwänden gleiten Venen, Arterien und Nerven entlang. Das Septum rectovaginale trennt die hintere Scheidewand vom Rektum ab. Diese Vaginalwand ist weniger deutlich ausgebildet als die vordere Trennwand. Beim Sex ermöglicht das eine entsprechende Mobilität der Scheide. Doch wird dieses Septum zu schwach, kann ein vorderer Darmvorfall (Rektozele) entstehen. Chirurgisch ist von Bedeutung, dass an diesem Septum bei entsprechender Indikation die sogenannte hintere Scheidenplastik verankert wird. Das Septum vesicovaginale, die Trennwand von Harnblase und vorderer Scheidenwand, wird bei einer vorderen Scheidenplastik operativ wiederhergestellt.

Zu guter Letzt

Alles klar, was Organe, Muskeln, Trennwände und andere anatomische Geheimnisse Ihres Beckenbodens betrifft? Ich bin sicher, Sie kennen sich nun »untenrum« viel besser aus. Weil es so viele Informationen sind, lohnt es sich, den Intensivkurs immer wieder aus dem Schrank hervorzuzaubern. Arztgespräche, Therapiestunden und Übungen erschließen sich viel besser mit den nötigen Detailkenntnissen. Nehmen Sie sich die Zeit dafür. Es geht schließlich um nichts Geringeres als um Sie selbst und Ihr langfristiges Wohlergehen.

Danksagung

Es ist mir eine Herzensangelegenheit, auf diesem Wege meinen tiefsten Dank auszusprechen an all diejenigen, die mich in so vielfältiger Weise unterstützt haben. Nur durch die Zusammenarbeit können Sie jetzt dieses Buch in der Hand halten.

Es gilt zum einen, dem Piper Verlag zu danken, der es mir möglich gemacht hat, dieses Buch zu veröffentlichen. Insbesondere sind hier Catharina Stohldreier und Frau Dr. Heike Wolter hervorzuheben. Frau Dr. Wolter hat mich als Lektorin durch ihre Kompetenz, ihren Sachverstand und ihre angenehme Vorgehensweise hervorragend begleitet.

Ein weiterer großer Dank richtet sich an meine wunderbare Familie und meinen Ehemann. Unerlässlich haben sie mich unterstützt, mich bekräftigt weiterzumachen, und mich durch ihre Mithilfe entlastet.

Ein ganz besonderer Dank für die fachliche Unterstützung gilt Dr. Yasmin Vestweber und Prof. Dr. Karl-Heinz Vestweber.

Zu guter Letzt möchte ich mich für die unendliche Geduld und stete Aufmerksamkeit meiner Freundinnen – besonders Diana, Birgit und Andrea – und meiner Schwester Carmen bedanken. Vielen lieben Dank.

Anhang

Glossar

(Medizinische) Fachbegriffe

Blasen-Compliance: Maß an Dehnbarkeit der Harnblase
Defäkation: Darmentleerung
Dermatom: Hautareal, das von einem Rückenmarksegment und den zugehörigen Spinalnerven versorgt wird
Detrusor vesicae: muskuläre Schicht der Harnblase
Diaphragma: Scheidenwand
Diaphragma pelvis: obere Etage der Beckenbodenmuskulatur, entspricht dem Musculus levator ani, dem Musculus coccygeus und den umgebenden Faszien
Diaphragma urogenitalis: mittlere Etage der Beckenbodenmuskulatur, entspricht dem Musculus transversus perinei profundus, dem Musculus transversus perinei superficialis und den umgebenden Faszien
Diurese: Harnausscheidung
Dysurie: erschwertes Harnlassen
euton/normoton: wohlgespannt, bestmögliche Tonusregulation der Muskulatur
Feedback: Rückkopplung
FTF: *fast twitch fibres*, schnelle Zuckungsfasern des Muskels
Hämaturie: Auftreten von Blut im Harn
Harnretention: völliges Unvermögen zur Harnentleerung
Hiatus levatorius: physiologischer Spalt im Beckenboden, Levatorpforte, Durchtritt von Harnröhre, Scheide und Rektum bei der Frau
Hymen: Jungfernhäutchen
Hymenalsaum: Reste des Jungfernhäutchens
hyperton: hier = erhöhte Spannung (bis zum Spasmus) in der Muskulatur
hypoton: hier = geringe Spannung der Muskulatur

Inkontinenz: Unfähigkeit, Urin oder Stuhl willkürlich zurückzuhalten

Ischurie: Harnverhaltung

Klimakterium: Wechseljahre, etwa zehnjährige Übergangsphase zwischen Reproduktionsfähigkeit und postmenopausaler Lebensphase (von fünf Jahre vor Ausbleiben der Regelblutung bis fünf Jahre nach Erlöschen des Monatszyklus)

Klitoris: Kitzler

Labia pudendi: Schamlippen

M.: Abkürzung für Musculus = Muskel

M. bulbospongiosus: Teil der untersten Ebene der Beckenbodenmuskulatur, zur Kontraktion und damit Verengung des Scheidengewölbes während dem Sex

M. ischiocavernosus: Teil der untersten Ebene der Beckenbodenmuskulatur, Muskel zur Befestigung der Klitoris, zur Unterstützung ihrer Anschwellung bei sexueller Erregung und zur Stabilisierung des seitlichen Diaphragma urogenitalis

M. puborectalis: Teil der obersten Ebene der Beckenbodenmuskulatur, Puborektalschlinge, anorektaler Knickverschluss

M. sphincter ani externus: Teil der untersten Ebene der Beckenbodenmuskulatur, Verschlussmuskel des Darmausgangs

M. sphincter urethrae externus: Teil der untersten Ebene der Beckenbodenmuskulatur, Harnröhrenverschlussmuskel

Miktion: physiologischer Prozess zur Entleerung der Harnblase, Ausscheidung von Urin

Nykturie: Vermehrtes nächtliches Wasserlassen

Obstipation: Defäkationsstörung, Stuhlverstopfung

Oligurie: verminderte Harnausscheidung (weniger als 500 Milliliter in 24 Stunden)

Ovarien: Eierstöcke

Perineum: Damm

Pollakisurie: häufiger Harndrang mit wenig Urinabgabe

Prolaps: Heraustreten eines inneren Organs oder seiner Teile aus einer Körperöffnung

Rektozele: Aussackung der hinteren Scheidenwand (Septum rectovaginale)

Rektum: Mastdarm, Teil des Enddarms

Rektumprolaps: Austritt aller Darmwandschichten durch den Anus

Restharn: zurückbleibende Urinmenge bei unvollständiger Blasenentleerung, normale **Restharnmenge** bis ca. 30 Milliliter

somatisch: körperlich
Sphincter: Zuschnürer, Schließmuskel
STF: *slow twitch fibres*, langsame Zuckungsfasern des Muskels
Sympathikus: Grenzstrang des vegetativen, autonomen Nervensystems, versorgt vor allem die Eingeweide und Organe
Symptom: Krankheitszeichen
Syndrom: Komplex von Symptomen
Tuba uterina: Eileiter
Ureter: Harnleiter
Urethra: Harnröhre
Uterus: Gebärmutter
Vagina: Scheide
Vestibulum vaginae: Scheidenvorhof
Vulva: Scheidenvorhof
Zystozele: Vorwölbung der Harnblase in die vordere Vaginalwand

Genutzte und weiterführende Literatur

Ahrendt, Hans-Joachim/**Friedrich,** Cornelia: *Sexualmedizin in der Gynäkologie.* Berlin/Heidelberg 2015.

Carriere, Beate u. a.: *Beckenboden. Physiotherapie und Training.* Stuttgart 2012.

Chesnel, Camille u. a.: *Influence of the urine stream interruption exercise on micturition.* In: International Journal of Urology 11/2019.

Gunter, Jen: *Die Vagina-Bibel. Vulva und Vagina – Mythos und Wirklichkeit.* München 2020.

Haferkamp, Axel: *Harninkontinenz bei Frauen und Männern – Ursachen, Diagnose und Therapie.* Vortrag bei der Deutschen Kontinenzgesellschaft 2014. Online: https://www.kontinenz-gesellschaft.de/Vortraege-Patientenforum-2014.206.0.html#c1638

Hanzal, Engelbert: *Palpation beim Beckenbodentraining.* Online: goo.gl/CEMOy

Kenhub. Online Anatomiekurs. Online: https://www.kenhub.com/de

Lecturio Medizinkurse. Online: https://www.lecturio.de/medizin

Mechkat, Kathrin: *Interview mit meinem Beckenboden.* Online: https://www.momazing.de/interview-beckenboden/

Meert, Guido: *Das Becken aus osteopathischer Sicht. Funktionelle Zusammenhänge nach dem Tensegrity-Modell.* München, 2017.

Schmidt-Matthiesen, Heinrich u. a. (Hrsg.): *Gynäkologie und Geburtshilfe.* Stuttgart, 2004.

Schulte, Erik u. a. (Hrsg.): *Prometheus. Lernatlas der Anatomie: Allgemeine Anatomie und Bewegungssystem.* Stuttgart, 2011.

Soeder, Sonja/**Dorey**, Grace: *Ganz Frau! Ihr Beckenboden-Buch für erfüllte Sexualität und Kontinenz.* Stuttgart 2010.

Sulprizio, Marion/**Kleinert**, Jens (Hrsg.): *Sport in der Schwangerschaft. Leitfaden für die geburtshilfliche und gynäkologische Beratung.* Berlin/Heidelberg, 2016.

Tanzberger, Renate u. a.: *Der Beckenboden – Funktion, Anpassung und Therapie: Das Tanzberger-Konzept.* München 2019.

Tunn, Ralf u. a. (Hrsg.): *Urogynäkologie in Praxis und Klinik.* Berlin 2010.

Velten, Julia: *Sexuelle Funktionsstörungen bei Frauen.* Göttingen, 2018.

Weitkamp, Katharina u. a.: *»Practical self-love« – A qualitative interview study on women participating in Self-Cervix, an online sexual mindfulness and sensitivity course.* In: Sexual and Relationship Therapy 12/2019.

Hilfreiche Angebote

Arbeitsgemeinschaft Gynäkologie Geburtshilfe Urologie Proktologie im Deutschen Verband für Physiotherapie ZVK e. V. (Therapeutenliste), www.ag-ggup.de

Deutsche Kontinenz Gesellschaft e. V., www.kontinenz-gesellschaft.de

Deutscher Verband für Physiotherapie (ZVK) e. V., www.physio-deutschland.de

Inkontinenz Selbsthilfe e. V., www.inkontinenz-selbsthilfe.com

Pelvina – Beckenboden Übungen vom Physiotherapeuten. Ein 12-Wochen-Programm per App. Online: https://pelvina.de/

Selbsthilfeverband Inkontinenz e. V., www.selbsthilfeverband-inkontinenz.org

Verband der Osteopathen Deutschland e. V. (Therapeutenliste), www.osteopathie.de